CHINESISCHES KETO-KOCHBUCH FÜR DIETER

ÜBER 50 GESCHMACKVOLLE UND EINFACHE REZEPTE

FÜR EINE GESUNDE LOW CARB DIÄT

ANGELA SCHÄFER

Copyright 2021 - - alle rechte vorbehalten

INHALTSVERZEICHNIS

CHINESISCHE SCHWEINREZEPTE 98

EINFÜHRUNG

Die chinesische Küche ist ein wichtiger Bestandteil der chinesischen Kultur. Dazu gehören Küchen aus den verschiedenen Regionen Chinas sowie aus Übersee-Chinesen, die sich in anderen Teilen der Welt niedergelassen haben. Aufgrund der chinesischen Diaspora und der historischen Macht des Landes hat die chinesische Küche viele andere Küchen in Asien beeinflusst, wobei Modifikationen vorgenommen wurden, um den lokalen Gaumen gerecht zu werden. Chinesische Grundnahrungsmittel wie Reis, Sojasauce, Nudeln, Tee, Chiliöl und Tofu sowie Utensilien wie Essstäbchen und Wok sind mittlerweile weltweit erhältlich.

Das Navigieren in einer chinesischen Küche kann eine Herausforderung sein, wenn Sie versuchen, sich an die kohlenhydratarme, fettreiche Ketodiät zu halten. Obwohl mit Gemüse beladen; Viele chinesische Gerichte werden oft mit Nudeln und Reis, stärkehaltigen und zuckerhaltigen Saucen oder geschlagenem und gebratenem Fleisch zubereitet, das auf die Kohlenhydrate gepackt werden kann.

Die ketogene Diät ist eine sehr kohlenhydratarme, fettreiche Diät, die viele Ähnlichkeiten mit den Atkins- und kohlenhydratarmen Diäten aufweist. Es geht darum, die Kohlenhydrataufnahme drastisch zu reduzieren und durch Fett zu ersetzen. Diese Reduzierung der Kohlenhydrate versetzt Ihren Körper in einen Stoffwechselzustand namens Ketose. Wenn dies geschieht, wird Ihr Körper unglaublich effizient darin, Fett zur Energiegewinnung zu verbrennen. Es wandelt auch Fett in Ketone in der Leber um, die Energie für das Gehirn liefern können.

Es ist schwierig, diese Lebensmittel in eine Ketodiät aufzunehmen, die Ihre Kohlenhydrataufnahme normalerweise auf nicht mehr als 50 Gramm Gesamtkohlenhydrate oder 25 Gramm Nettokohlenhydrate - das sind Gesamtkohlenhydrate minus Ballaststoffe - pro Tag beschränkt.

CHINESISCHE MEERESFRÜCHTE

1. Hummer Kantonesisch

- 1 Pfund Hummerschwänze
- 1 gehackte Knoblauchzehe
- 1 Teelöffel Fermentierte schwarze Sojabohnen - gespült und abgetropft 2 Esslöffel Öl
- 1/4 lb. Schweinehackfleisch 1 1/2 Tasse heißes Wasser
- 1 1/2 Esslöffel Sojasauce
- 1 Teelöffel MSG (optional) 2 Esslöffel Maisstärke
- Esslöffel Trockener Sherry 1 Ei
- Esslöffel Wasser
- Korianderzweige Frühlingszwiebel-Locken Heiß gekochter Konjak- oder Blumenkohlreis

a) Für die besten Ergebnisse bei der Zubereitung dieses attraktiven chinesischen Gerichts kochen Sie die Hummerstücke so schnell wie möglich. Das geschlagene Ei, das der Sauce hinzugefügt wird, macht sie reicher und cremiger.

b) Hummerfleisch mit einem scharfen Messer aus der Schale nehmen und in Medaillons schneiden. Knoblauch und schwarze Sojabohnen zusammen hacken. Öl im Wok oder in der Pfanne erhitzen und Knoblauchmischung hinzufügen. Kochen und einige Sekunden rühren. Fügen Sie Schweinefleisch hinzu und kochen Sie ungefähr 10 Minuten, rühren Sie, um Fleisch aufzubrechen.

c) Fügen Sie heißes Wasser, Sojasauce und MSG hinzu. Fügen Sie Hummermedaillons hinzu und kochen Sie 2 Minuten. Maisstärke und Sherry mischen und in die Sauce einrühren. Ei mit 3 EL Wasser schlagen und unter die Sauce mischen. 30 Sekunden bei schwacher Hitze unter ständigem Rühren kochen. Die Sauce sollte cremig, aber nicht schwer sein. Löffel in die Mitte der Platte.

d) Medaillons in Sauce in dekorativem Muster anordnen. Mit Koriander und Frühlingszwiebeln garnieren. Für jede Portion ein paar Hummermedaillons über Konjac-Reis in eine Schüssel geben.

e) Löffel Sauce über Hummer

2. Keto Hunan Shrimp

- 3 bis 4 Tassen Erdnussöl
- 1 1/2 lbs Garnelen; schälen, entdünnen, Schwanzportionen belassen, waschen, trocknen, mindestens 4 Stunden im Kühlschrank lagern
- 1/2 Tasse Zwiebeln in 1/4-Zoll-Stücke gewürfelt 2 1 EL fein gehackter frischer Ingwer
- 1 Knoblauchzehe gehackt

Für eine Sauce in einer Schüssel mischen und gut mischen:
- 1 1/2 EL Austernsauce
- 1 EL Tomaten Catsup 1/2 TL Salz
- Eine Prise weißer Pfeffer
- 2 TL Hunan-Pfeffer [die eingeweichten Pfefferflocken am Boden des heißen Öls] oder ersetzen Sie 2 TL. Chilipaste, Sambal Ooleck oder 1 gehäufter TL
- 1 zerkleinerte rote Pfefferflocken plus 1 TL Öl 1 TL Sesamöl

a) Gießen Sie Erdnussöl in einen Wok und erhitzen Sie es auf 375 ° F.
b) Die Garnelen 45 Sekunden bis 1 Minute lang mit Öl blanchieren, bis die Garnelen rosa werden und sich kräuseln.
c) Entfernen; beiseite legen.
d) Entfernen Sie das Öl aus dem Wok und ersetzen Sie 2 EL Öl. Öl erhitzen, bis weißer Rauch entsteht.
e) Fügen Sie Zwiebeln, Ingwer und Knoblauch hinzu und braten Sie, bis die Zwiebeln weich sind, ungefähr 2

Minuten. Fügen Sie Garnelen hinzu und werfen Sie sie gründlich zusammen.

f) Sauce umrühren und in den Wok gießen. Rühren Sie zusammen, bis die Garnelen gut überzogen sind. Sesamöl hinzufügen, Hitze abstellen und gut umrühren. Aus dem Wok nehmen und sofort servieren.

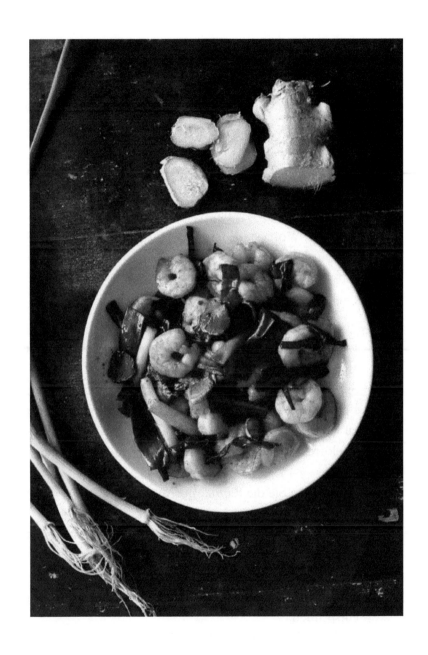

3. Krabbenragoon

- 1 oder 2 Packungen (8 Unzen) Neufchatel-Käse, weich (oder Frischkäse). Betrag basierend darauf, wie "kitschig" Sie bevorzugen.
- 1 Dose (6 Unzen) Krabbenfleisch, abgetropft und abgeblättert 2 Frühlingszwiebeln einschließlich Spitzen, dünn geschnitten
- 1 Knoblauchzehe, gehackt
- Teelöffel Worcestershire-Sauce 1/2 Teelöffel Lite-Sojasauce
- 1 Packung (48 Stück) Won Tonne Häute Gemüsesprühbeschichtung

a) Füllung: Kombinieren Sie in einer mittelgroßen Schüssel alle Zutaten außer Won-Ton-Häuten und Sprühbeschichtung. mischen, bis alles gut vermischt ist.

b) Bereiten Sie ein oder zwei Rangoon gleichzeitig vor, um zu verhindern, dass Won-Ton-Skins austrocknen. 1 Teelöffel Füllung in die Mitte jeder Won-Tonne-Haut geben.

c) Befeuchten Sie die Ränder mit Wasser; Falten Sie die Hälfte, um ein Dreieck zu bilden, und drücken Sie die Kanten, um sie zu versiegeln. Ziehen Sie die unteren Ecken nach unten und überlappen Sie sie leicht. Befeuchten Sie eine Ecke und drücken Sie, um sie abzudichten. Backblech leicht mit Gemüsebeschichtung einsprühen.

d) Ordnen Sie Rangoon auf einem Blatt an und sprühen Sie es leicht ein, um es zu beschichten. Backen Sie in 425

e) Fahrenheit Grad Ofen für 12 bis 15 Minuten oder bis sie goldbraun sind. Heiß mit süß-saurer Sauce oder Senfsauce servieren.

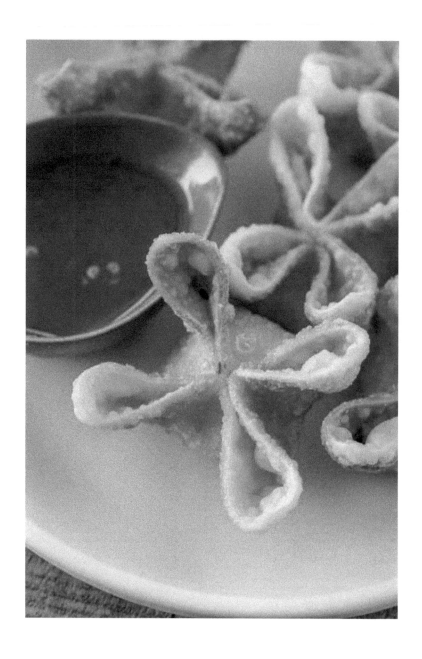

4. Keto-Lachs mit Bok-Choy

Zutaten

- 1 Tasse Paprika, geröstet, abgetropft
- 2 Tassen gehackter Bok-Choy
- 1 Esslöffel gesalzene Butter
- 5 oz. Lachssteak
- 1 Zitrone, sehr dünn geschnitten
- 1/8 Esslöffel schwarzer Pfeffer
- 1 Esslöffel Olivenöl
- 2 Esslöffel Sriracha-Sauce

Richtungen

a) Öl in eine Pfanne geben. Alle bis auf 4 Zitronenscheiben in die Pfanne geben. Den Bok Choy mit dem schwarzen Pfeffer bestreuen. Rühren Sie den Bok-Choy mit den Zitronen an.

b) Entfernen und auf vier Teller legen. Legen Sie die Butter in die Pfanne und braten Sie den Lachs unter einmaligem Wenden an. Legen Sie den Lachs auf das Bett von Bok-Choy.

c) Die roten Paprikaschoten teilen und den Lachs umkreisen. Legen Sie eine Zitronenscheibe auf den Lachs. Mit Sriracha-Sauce beträufeln.

d) Frieren Sie den gekochten Lachs in einzelnen Zip-Lock-Beuteln ein. Legen Sie den Bok Choy mit den restlichen Zutaten in Ein-Tassen-Behälter. Den Lachs eine Minute lang in der Mikrowelle und den gefrorenen Bok Choy zwei Minuten lang in der Mikrowelle erhitzen. Versammeln, um zu dienen.

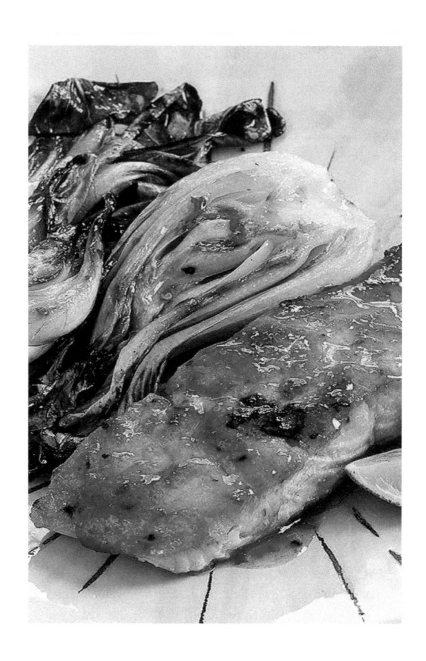

5. Krabben Rangun

- 48 Wonton-Wrapper
- 1 Tasse frisches oder eingemachtes Krabbenfleisch
- 1 Tasse Frischkäse
- ½ Teelöffel Worcestershire-Sauce
- ½ Teelöffel Sojasauce
- ⅛ Teelöffel frisch gemahlener weißer Pfeffer oder nach Geschmack
- 2 Teelöffel gehackte Zwiebel
- 1½ Frühlingszwiebeln, in dünne Scheiben geschnitten
- 1 große Knoblauchzehe, gehacktes Wasser zum Benetzen von Wontons
- 4 Tassen Öl zum Frittieren

a) Decken Sie die Wonton-Wrapper mit einem feuchten Tuch ab, um ein Austrocknen zu vermeiden. Beiseite legen.

b) Wenn Sie Krabbenfleisch in Dosen verwenden, lassen Sie es gründlich abtropfen. Das Krabbenfleisch mit einer Gabel abblättern. Fügen Sie den Frischkäse hinzu und mischen Sie die Worcestershire-Sauce, die Sojasauce, den weißen Pfeffer, die Zwiebel, die Frühlingszwiebel und den Knoblauch unter.

c) So bereiten Sie den Crab Rangoon vor: Legen Sie eine Hülle in Diamantform oder Kreis, abhängig von der Form der verwendeten Wonton-Hüllen. Fügen Sie einen gehäuften Teelöffel Füllung in die Mitte, gleichmäßig verteilt, aber nicht zu nahe an den Rändern. Verteilen Sie das Wasser auf allen 4 Seiten. Falten Sie die Unterseite über die Oberseite, um ein Dreieck zu bilden (runde

Umhüllungen bilden einen Halbmond). Versiegeln Sie die Kanten und fügen Sie bei Bedarf mehr Wasser hinzu. Decken Sie gefüllte Wontons mit einem feuchten Tuch ab, um ein Austrocknen zu vermeiden.

d) Erhitzen Sie 4 Tassen Öl in einem vorgeheizten Wok auf 375 ° F. Schieben Sie die Wonton-Wrapper nacheinander hinein und frittieren Sie sie 2-3 Minuten lang, bis sie goldbraun werden. Mit einem geschlitzten Löffel entfernen und auf Papiertüchern abtropfen lassen. Abkühlen lassen und servieren.

6. Shanghai Shrimp

- 1 1/2 Pfund mittelgroße rohe Garnelen, mit Schalen auf 4 Esslöffel Pflanzenöl
- dünne Scheiben frischer Ingwer 3 Frühlingszwiebeln, in Viertel schneiden 2 Esslöffel trockener Sherry
- Esslöffel dunkle Sojasauce
- 2 Teelöffel Rotweinessig

a) Entfernen Sie die Beine der Garnelen mit einer Schere. Machen Sie eine Öffnung in den Rücken jeder Garnele und Devein und lassen Sie die Schale und den Schwanz an.

b) Das Öl in einer Pfanne oder einem Wok erhitzen. Braten Sie den Ingwer und die Frühlingszwiebeln bei schwacher Hitze 30 Sekunden lang an, bis ein Aroma entsteht. Fügen Sie die Garnelen hinzu und braten Sie sie 1 Minute lang bei starker Hitze an. Fügen Sie die restlichen Zutaten hinzu und braten Sie sie ca. 2 Minuten unter Rühren, bis die Sauce glasiert ist.

c) Heiß oder bei Raumtemperatur servieren.

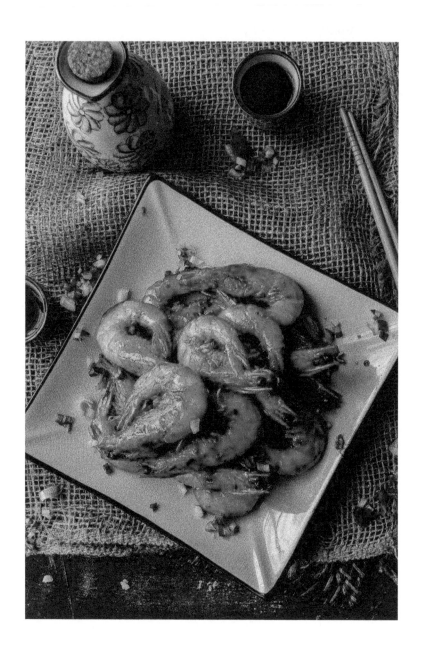

7. Keto Shrimp Tempura

TEIG:

- 2 Tassen Kuchenmehl
- 2 Eier; geschlagen
- 2 Tassen Eiswasser

TEMPURA-SAUCE:

- 1 Tasse Sojasauce 1/2 Tasse Mirin
- 2 Tassen Wasser
- 1 Teelöffel MSG (optional)
- 1 japanischer Rettich (Daikon), gerieben

TEMPURA:

- 1 Pfund. Große Garnelen
- 6 lg. Pilze; geschnitten
- 6 Scheiben Aubergine; in Streifen schneiden
- 6 Streifen Sellerie, 3 "lang
- Karotten - in 3 "lange Streifen schneiden
- 3 Scheiben Sweet Squash - in 3 "lange Streifen schneiden
- Öl zum Frittieren Allzweckmehl

a) Mischen Sie Kuchenmehl mit Eiern und Eiswasser, bis der Teig leicht klumpig ist. Ausruhen. Für die Sauce Sojasauce, Mirin, Wasser und MSG in einen Topf geben und zum Kochen bringen. Geben Sie eine kleine Menge Sauce in kleine Untertassen mit je 1 Teelöffel geriebenem Rettich. Beiseite legen.

b) Für die Zubereitung von Tempura-, Muschel- und Devein-Garnelen bleibt der Schwanz intakt. Mit einem kräftigen Stück Hackmesser oder der flachen Seite eines schweren Messers leicht abflachen, damit sich die Garnelen beim Kochen nicht kräuseln. Garnelen, Pilze,

Auberginen, Sellerie, Karotten und süßen Kürbis attraktiv auf einem großen Tablett oder einer Platte anrichten. Öl in einem tiefen Wasserkocher auf 350F erhitzen.

c) Teig schlagen. Tauchen Sie Garnelen in Allzweckmehl, dann in gekühlten Teig und schütteln Sie sie, um überschüssigen Teig zu entfernen. In tiefes Fett gleiten und braten, bis die Garnelen an die Oberfläche steigen.

d) Während die Garnelen auf der Öloberfläche wackeln, geben Sie etwas mehr Teig auf jede Garnele und kochen Sie, bis der Teig knusprig und leicht golden ist. Einmal wenden und mit einem geschlitzten Löffel oder einer Gabel entfernen und auf dem Rost abtropfen lassen. Heiß halten.

e) Tauchen Sie Gemüse in Mehl und Teig und kochen Sie es auf die gleiche Weise. Garnelen und Gemüse nacheinander weiter kochen und abtropfen lassen

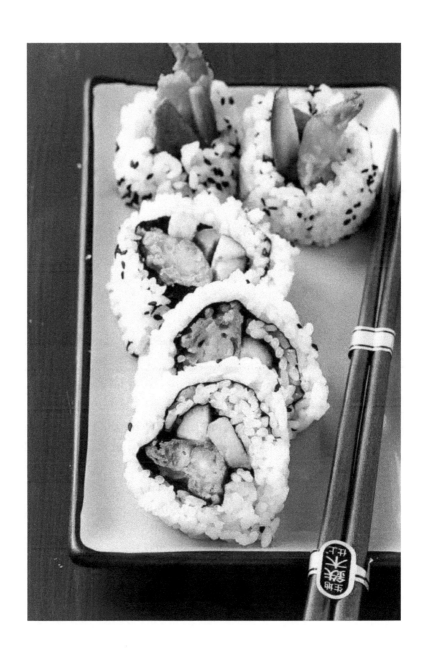

8. Garnelen mit Erdnusssauce

- 24 mittelgroße Garnelen, geschält und entdarmt 24 chinesische Erbsenschoten
- 24 Reife schwarze Oliven

SOSSE:
- 1/4 Tasse trockener Sherry
- 1/4 Tasse Sojasauce
- 1/4 Tasse Erdnussbutter
- Esslöffel Pflanzenöl
- 4 Knoblauchzehen, gehackt

Abwechselnd Garnelen, Erbsenschoten und Oliven auf Bambuspickeln.

Sherry, Sojasauce, Erdnussbutter, Öl und Knoblauch mischen und gut mischen. Graben oder braten Sie die Kabobs 6 bis 10 Minuten lang oder bis die Garnelen rosa und undurchsichtig werden, und bürsten Sie die Garnelen häufig mit Erdnusssauce. (Sie können die Garnelen durch 2 Hähnchenbrustfilets ohne Knochen ersetzen.

Schneiden Sie jede halbe Brust in 6 Stücke und spießen Sie sie mit Erbsenschoten und Oliven auf. Grillen oder braten Sie sie 10 Minuten lang oder bis sie fertig sind.

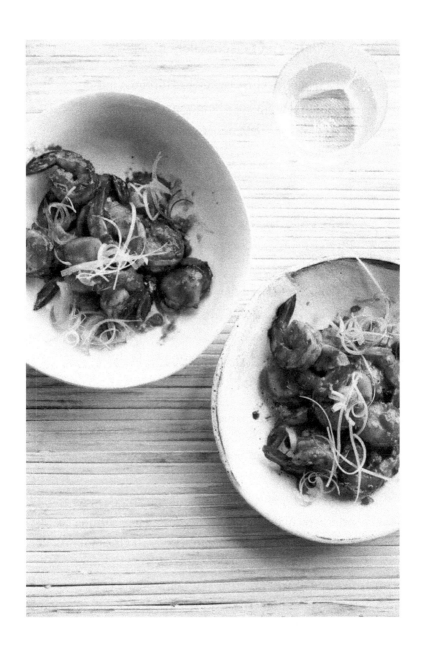

9. Keto Schweinefleischbällchen

- 3½ Unzen frische Garnelen, Muscheln auf
- ¾ Pfund gemahlenes Schweinefleisch
- ¾ Teelöffel geriebener Ingwer
- 2 Teelöffel fein gehackte Frühlingszwiebeln
- 2 Teelöffel fein gehackte Wasserkastanie
- 1¼ Teelöffel chinesischer Reiswein oder trockener Sherry
- ⅛ ein Teelöffel salz
- Pfeffer nach Geschmack
- 1 Ei
- 1 Teelöffel Maisstärke
- 4–6 Tassen Öl zum Frittieren

a) Entfernen Sie die Schalen von den Garnelen und entdünnen Sie sie. Die Garnelen in eine feine Paste schneiden.

b) Fügen Sie das gemahlene Schweinefleisch der Garnele hinzu. Ingwer, Frühlingszwiebeln, Wasserkastanie, Konjac-Reiswein, Salz, Pfeffer, Ei und Maisstärke untermischen.

c) Öl in einem vorgeheizten Wok auf mindestens 350 ° F erhitzen. Während das Öl erhitzt wird, formen Sie die Garnelen-Schweinefleisch-Mischung zu runden Bällen, die ungefähr die Größe von Golfbällen haben.

d) Wenn das Öl fertig ist, frittieren Sie die Garnelen-Schweinefleisch-Bällchen nacheinander, bis sie goldbraun sind. (Stellen Sie sicher, dass das Schweinefleisch gekocht ist, aber nicht zu lange kochen.) Mit einem geschlitzten Löffel aus dem Wok nehmen und auf Papiertüchern abtropfen lassen.

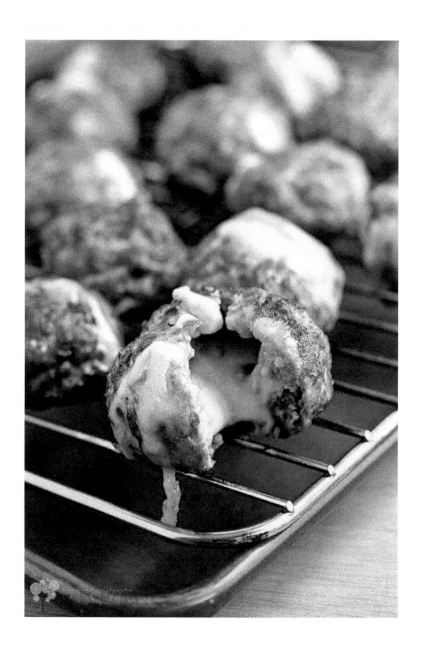

10. Buttergarnelen

- 2 Tassen frische Tigergarnelen
- ½ Teelöffel chinesischer Reiswein oder trockener Sherry
- ¼ Teelöffel Salz
- 1 Teelöffel Maisstärke
- ½ Tasse Hühnerbrühe
- 1 Esslöffel plus 1 Teelöffel Austernsauce
- 2 Esslöffel Öl zum Braten
- 1 Esslöffel Butter
- 1 kleine Knoblauchzehe, gehackt
- ½ Teelöffel Chilisauce mit Knoblauch

a) Garnelen schälen und entdünnen. In warmem Wasser abspülen und mit Papiertüchern trocken tupfen. Die Garnelen 15 Minuten in Konjac-Reiswein, Salz und Maisstärke marinieren.

b) Kombinieren Sie die Hühnerbrühe, Austernsauce und beiseite stellen.

c) Öl in einen vorgeheizten Wok oder eine Pfanne geben. Wenn das Öl heiß ist, fügen Sie die Garnelen hinzu und braten Sie sie kurz an, bis sie rosa werden. Papierhandtücher entfernen und abtropfen lassen.

d) Fügen Sie die Butter, Knoblauch und Chili-Sauce mit Knoblauch hinzu. Kurz anbraten und dann die Garnelen hinzufügen. Etwa eine Minute braten, die Garnelen mit der Butter mischen und dann die Sauce hinzufügen. Die Sauce zum Kochen bringen. Die Sauce mit den Garnelen mischen und heiß servieren.

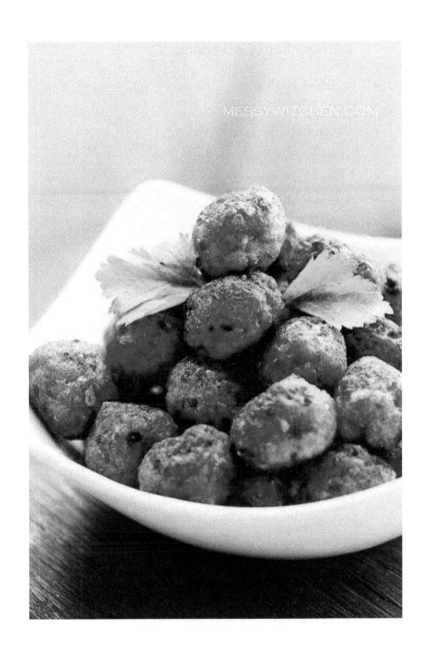

11. Würziger Keto-Fischbraten

- ½ Pfund Fischfilets
- ½ Tasse Hühnerbrühe
- 1 Teelöffel schwarzer Reisessig
- 1 Frühlingszwiebel
- 3 Esslöffel Öl zum Braten
- ½ Esslöffel gehackter Ingwer
- ¼ Teelöffel Chilipaste
- 1 Tasse frische Pilze, in Scheiben geschnitten

a) Fischfilets waschen und trocken tupfen. Schneiden Sie in Scheiben von ungefähr 2 Zoll mal ½ Zoll.

b) Kombinieren Sie die Hühnerbrühe, braunen und schwarzen Reisessig. Beiseite legen. Schneiden Sie die Frühlingszwiebel in 1-Zoll-Scheiben auf der Diagonale.

c) 2 Esslöffel Öl in einen vorgeheizten Wok oder eine Pfanne geben. Wenn das Öl heiß ist, fügen Sie die Fischstücke hinzu. Rühren braten, bis sie braun sind. Aus dem Wok nehmen und auf Papiertüchern abtropfen lassen.

d) 1 Esslöffel Öl in den Wok geben. Fügen Sie den Ingwer und die Chilipaste hinzu und braten Sie sie aromatisch an. Fügen Sie die Pilze hinzu. Braten Sie bis zart, dann schieben Sie bis zu den Seiten des Woks. Die Sauce in die Mitte des Woks geben und zum Kochen bringen. Fügen Sie den Fisch hinzu und rühren Sie die grüne Zwiebel ein. Durchmischen und heiß servieren.

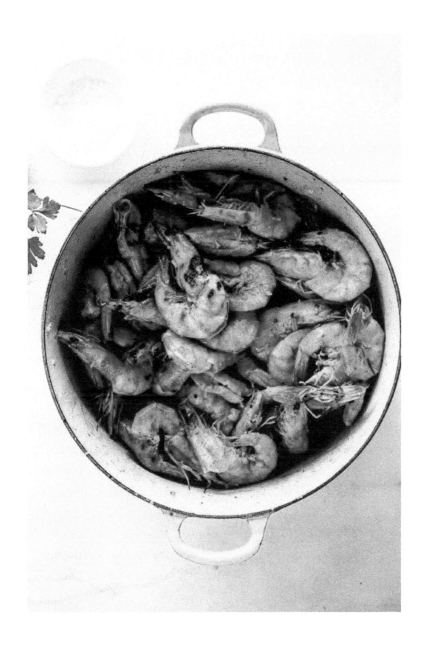

12. Gebratene Fischfilets

- ½ Pfund Fischfilets
- 1 Teelöffel chinesischer Reiswein oder trockener Sherry
- 1 Esslöffel Sojasauce
- 2 Frühlingszwiebeln, geteilt
- 2 Esslöffel Öl zum Braten
- ½ Tasse Hühnerbrühe
- 2 Esslöffel Austernsauce
- ¼ Teelöffel Sesamöl
- ½ Esslöffel gehackter Ingwer

a) Fischfilets waschen und mit Papiertüchern trocken tupfen. 30 Minuten in Konjac-Reiswein, Sojasauce und 1 geschnittenen Frühlingszwiebel marinieren.

b) Kombinieren Sie die Hühnerbrühe, Austernsauce, braun und Sesamöl. Beiseite legen. Schneiden Sie die restlichen Frühlingszwiebeln in 1-Zoll-Stücke.

c) Öl in einen vorgeheizten Wok oder eine Pfanne geben. Wenn das Öl heiß ist, fügen Sie den Ingwer hinzu. Kurz anbraten, bis es aromatisch ist. Fügen Sie die Fischfilets hinzu und kochen Sie sie, bis sie auf beiden Seiten braun sind (2–3 Minuten auf jeder Seite).

d) Die Sauce in die Mitte des Woks geben und zum Kochen bringen. Frühlingszwiebel einrühren. Hitze reduzieren, abdecken und ca. 10 Minuten köcheln lassen. Heiß servieren.

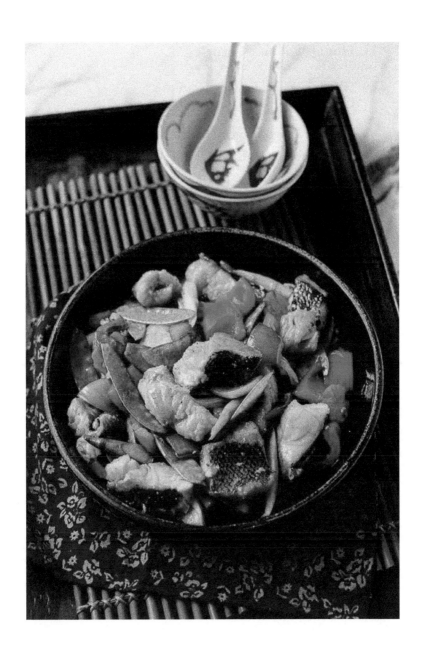

13. Honig-Walnuss-Garnele

- ½ Tasse gehackte Walnussstücke
- ½ Pfund Garnelen
- 1 Ei, leicht geschlagen
- 4 Esslöffel Maisstärke
- 1½ Esslöffel Honig
- 3 Esslöffel Mayonnaise
- 3 ¾ Teelöffel frisch gepresster Zitronensaft
- 3 Esslöffel Kokosmilch
- 3 Tassen Öl zum Frittieren

a) Früher am Tag die Walnussstücke 5 Minuten kochen lassen. Gut abtropfen lassen. Walnussstücke rollen und trocknen lassen.

b) Garnelen schälen und entdünnen. Mit Papiertüchern waschen und trocken tupfen.

c) Öl auf 375 ° F erhitzen. Während Sie darauf warten, dass sich das Öl erwärmt, mischen Sie das Ei mit der Maisstärke, um einen Teig zu bilden. Tauchen Sie die Garnelen in den Eiteig. Die Garnelen frittieren, bis sie goldbraun werden. Mit einem geschlitzten Löffel aus dem Wok nehmen und auf Papiertüchern abtropfen lassen. Cool.

d) Kombinieren Sie den Honig, Mayonnaise, Zitronensaft und Kokosmilch. Mit den Garnelen mischen. Auf einer Platte mit den Walnüssen um die Garnelen servieren.

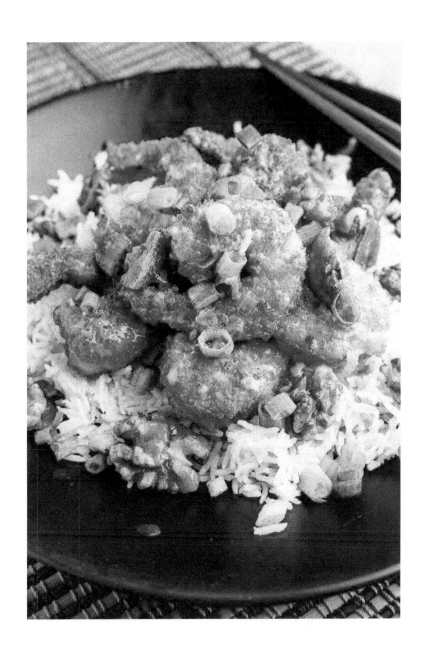

14. Keto Kung Pao Shrimp

- 1 Pfund Garnelen, geschält und entdarmt
- ½ Tasse Hühnerbrühe
- 2 Esslöffel chinesischer Konjac-Reis oder Blumenkohl-Reiswein oder trockener Sherry
- 2 Teelöffel Sojasauce
- 2½ - 3 Esslöffel Öl zum Braten
- 2 Scheiben Ingwer, gehackt
- ¼ Teelöffel Chilipaste
- ½ Tasse Erdnüsse

a) Garnelen waschen und mit Papiertüchern trocken tupfen. Kombinieren Sie die Hühnerbrühe, Konjac Reiswein und Sojasauce und beiseite stellen.

b) 1½ Esslöffel Öl in einen vorgeheizten Wok oder eine Pfanne geben. Wenn das Öl heiß ist, fügen Sie die Garnelen hinzu. Sehr kurz umrühren, bis sich die Farbe ändert. Entfernen und beiseite stellen.

c) 1 Esslöffel Öl in den Wok geben. Wenn das Öl heiß ist, fügen Sie den Ingwer und die Chilipaste hinzu. Kurz anbraten, bis es aromatisch ist. Fügen Sie die Erdnüsse hinzu. 1 Minute braten, bis sie golden werden, aber nicht verbrannt werden.

d) Schieben Sie die Erdnüsse zur Seite des Woks. Die Sauce in die Mitte des Woks geben und zum Kochen bringen. Die Garnelen wieder in den Wok geben. Alles vermischen und heiß servieren.

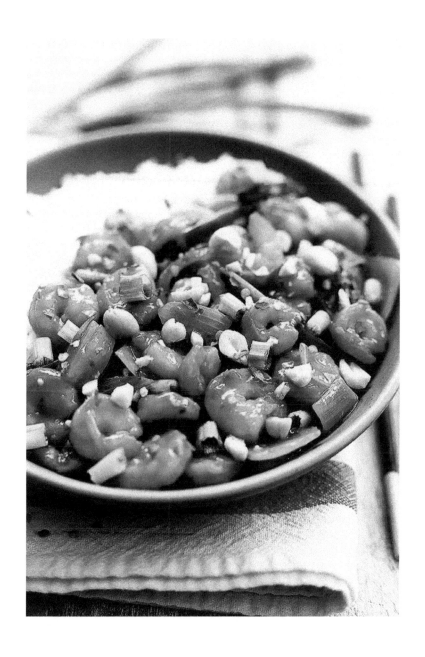

15. Garnelenpaste

- ½ Pfund (8 Unzen) Garnelen, geschält und entdarmt
- 1 Esslöffel plus 1 Teelöffel Gemüsefett
- ½ Teelöffel geriebener Ingwer
- 2 Teelöffel gehackte Frühlingszwiebeln
- 2 Teelöffel fein gehackte Wasserkastanie
- ½ Teelöffel chinesischer Reiswein oder trockener Sherry
- ⅛ ein Teelöffel salz
- Pfeffer nach Geschmack
- 1 mittleres Ei
- 1 Esslöffel plus 1 Teelöffel Maisstärke

a) Die Garnelen in warmem Wasser abspülen und mit Papiertüchern trocken tupfen. Die Garnelen und das Gemüsefett in einer Küchenmaschine oder einem Mixer pürieren. Fügen Sie den Ingwer, die Frühlingszwiebel, die Wasserkastanie, den Konjac-Reiswein, das Salz und den Pfeffer hinzu. Püree.

b) Das Ei leicht schlagen. Garnelen-Gemüse-Mischung untermischen. Fügen Sie die Maisstärke hinzu und mischen Sie sie mit den Händen ein. Die Garnelenpaste ist jetzt fertig.

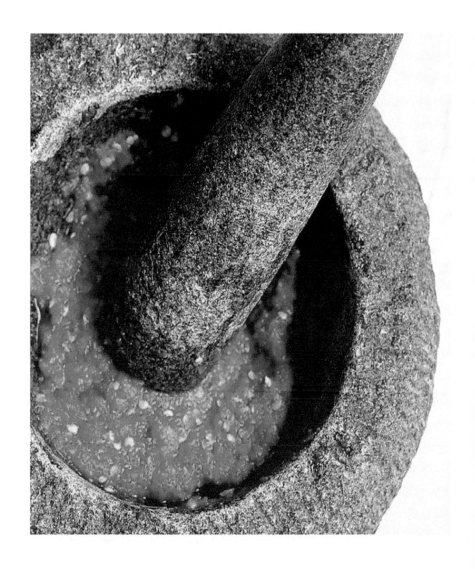

16. Schneller Keto Shrimp Toast

- 7 Unzen Garnelen
- ½ Teelöffel geriebener Ingwer
- 2 Teelöffel fein gehackte Frühlingszwiebeln
- 2 Teelöffel fein gehackte Wasserkastanie
- ½ Teelöffel chinesischer Reiswein oder trockener Sherry
- ⅛ ein Teelöffel salz
- Pfeffer nach Geschmack
- 1 Ei
- 1 Teelöffel Maisstärke
- 8 Scheiben Brot
- ¼ Tasse Wasser
- 4–6 Tassen Öl zum Frittieren

a) Entfernen Sie die Schalen von den Garnelen und entdünnen Sie sie. Die Garnelen in eine feine Paste schneiden.

b) Ingwer, Frühlingszwiebeln, Wasserkastanie, Konjac-Reiswein, Salz, Pfeffer, Ei und Maisstärke untermischen.

c) Das Öl in einen vorgeheizten Wok geben und auf mindestens 350 ° F erhitzen. Während das Öl erhitzt wird, brechen Sie jede Scheibe Brot in 4 gleiche Quadrate. Tauchen Sie kurz ins Wasser, entfernen Sie es und drücken Sie mit den Fingern überschüssiges Wasser heraus.

d) Verteilen Sie einen gehäuften Teelöffel der Garnelenmischung auf jedem Quadrat Brot. Wenn das Öl heiß ist, schieben Sie einige der Quadrate in das heiße Öl. Eine Seite braten, bis sie braun wird (ca. 1 Minute), dann umdrehen und die andere Seite bräunen. Mit einem

geschlitzten Löffel aus dem Wok nehmen und auf
Papiertüchern abtropfen lassen. Fahren Sie mit dem Rest
der Brotquadrate fort.

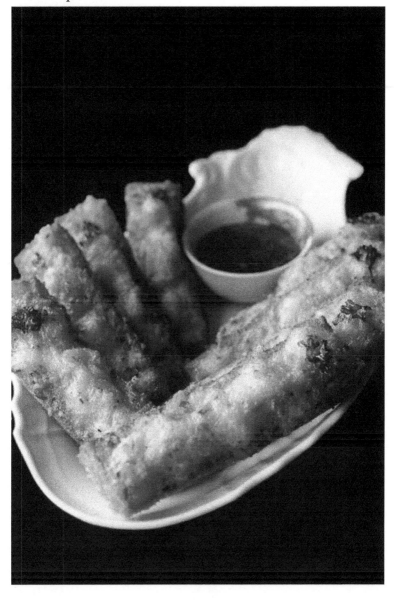

17. Knuspriger gebratener Garnelentoast

- ¾ c Mehl auf
- 1 Teelöffel Backpulver
- ¼ Teelöffel Salz
- 2 Esslöffel Pflanzenöl
- ¾ Tasse Wasser
- 6 Scheiben Weißbrot, Krusten entfernt
- Garnelenpaste (Seite 216)
- 4–6 Tassen Öl zum Frittieren

a) Mehl und Backpulver zusammen sieben. Salz und Pflanzenöl einrühren. Rühren Sie das Wasser langsam ein und fügen Sie nach Bedarf mehr oder weniger hinzu, um einen Teig zu machen.

b) Öl in einen vorgeheizten Wok geben und auf 360 ° F erhitzen. Während das Öl erhitzt wird, schneiden Sie jede Scheibe Brot in 4 Dreiecke. Auf jeder Seite des Dreiecks einen halben Teelöffel Garnelenpaste verteilen.

c) Wenn Sie bereit sind zu kochen, verwenden Sie Ihre Finger, um das Brot mit dem Teig zu beschichten. Geben Sie das Brot vorsichtig einige Scheiben nach dem anderen in den Wok. 2 Minuten auf einer Seite kochen, dann umdrehen und die andere Seite 2 Minuten kochen lassen oder bis der Teig goldbraun geworden ist. Papierhandtücher entfernen und abtropfen lassen.

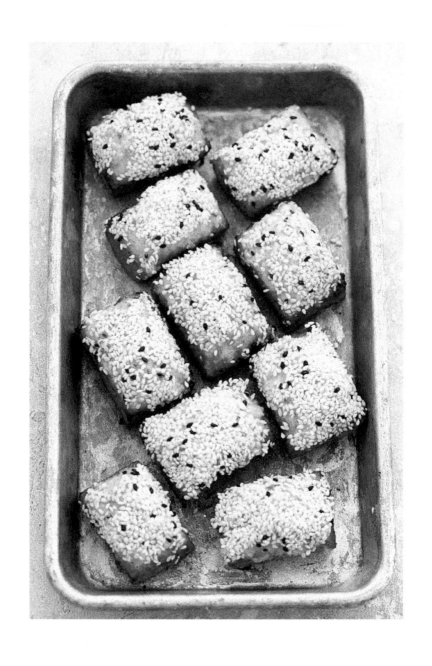

CHINESISCHE HÜHNCHENREZEPTE

18. Kantonesische Entenbraten

- 1 Ente, ungefähr 5 Pfund, frisch oder gefroren
- 1 Esslöffel Salz
- 1 Schalotte
- 3 Scheiben frischer Ingwer

Glasur:

- 1 Esslöffel leichter Maissirup 2 Esslöffel Wasser
- 1 Esslöffel Sojasauce
- Nur wenige Zweige frischer Koriander zum Garnieren

a) Die Ente auftauen lassen, wenn sie gefroren ist. Entfernen Sie überschüssiges Fett, spülen Sie es ab und tupfen Sie es mit Papiertüchern trocken. Reiben Sie die gesamte Oberfläche der Ente innen und außen mit dem Salz ein. Abdecken und mehrere Stunden oder über Nacht kühlen.

b) Legen Sie die Frühlingszwiebel in die Höhle und legen Sie die Ingwerscheiben auf die Ente. Geben Sie mindestens 5 cm Wasser in eine große schwer entflammbare Bratpfanne mit Deckel und stellen Sie die Pfanne auf den Herd. Stellen Sie einen großen Rost in die Bratpfanne und bringen Sie das Wasser zum Kochen. Wählen Sie einen ovalen Auflauf, der groß genug ist, um die Ente zu halten, und klein genug, um in die Bratpfanne zu passen.

c) Legen Sie die Ente in den Auflauf und stellen Sie den Auflauf auf den Rost. Abdecken und 1 Stunde dämpfen, von Zeit zu Zeit den Wasserstand prüfen und bei Bedarf mehr kochendes Wasser hinzufügen. Bewahren Sie die Entenbrühe für Suppen oder Bratgerichte auf. Wenn Sie fertig sind, nehmen Sie die Ente aus dem Auflauf und legen Sie sie zum Trocknen auf ein Gestell.

d) Die Zutaten für die Glasur in einem kleinen Topf vermischen und zum Kochen bringen. Malen Sie mit einer Backbürste die heiße Glasur über die Oberfläche der Ente. Lassen Sie die Ente 1 Stunde lang trocknen.

e) Heizen Sie den Ofen auf 375F vor. Braten Sie die Ente 20 Minuten lang mit der Brust nach unten. Umsatz und weitere 40 Minuten rösten.

f) Die Ente auf ein Schneidebrett geben und etwas abkühlen lassen. Trennen Sie die Ente mit einem Hackmesser und schneiden Sie sie durch den Knochen in mundgerechte Stücke. Die Stücke auf einer Servierplatte anrichten, mit Koriander garnieren und servieren.

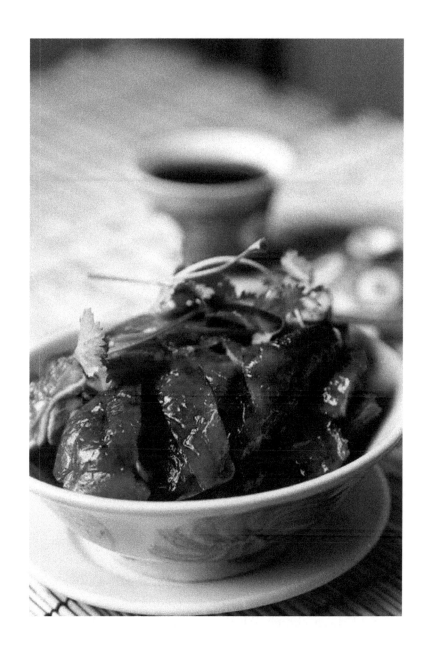

19. Cashew-Hühnchen

- Hähnchenbrust, entbeint und gehäutet 1/2 Pfund. Chinesische Erbsenschoten
- Pilze 4 Frühlingszwiebeln
- 2 Tassen Bambussprossen, abgetropft 1 Tasse Hühnerbrühe
- 1/4 Tasse Sojasauce
- 2 EL Maisstärke
- 1/2 ts Salz
- 4 EL Salatöl
- 1 Packung Cashewnüsse (ca. 4 Unzen)

a) Brüste horizontal in sehr dünne Scheiben schneiden und in Quadrate schneiden. Auf Tablett legen. Bereiten Sie Gemüse vor, entfernen Sie Enden und Schnüre von Erbsenschoten, schneiden Sie Pilze, den grünen Teil der Zwiebeln und die Bambussprossen. Zum Fach hinzufügen.

b) Mischen Sie Sojasauce, Maisstärke und Salz. 1 EL Öl in einer Pfanne bei mäßiger Hitze erhitzen, alle Nüsse hinzufügen und 1 Minute unter Schütteln der Pfanne kochen.

c) die Nüsse leicht rösten. Entfernen und reservieren. Restliches Öl in die Pfanne geben, braten

d) Huhn schnell, oft drehen, bis es undurchsichtig aussieht. Reduzieren Sie die Hitze auf niedrig. Fügen Sie Erbsenschoten, Pilze und Brühe hinzu. Abdecken und langsam 2 Minuten kochen lassen. Nehmen Sie den Deckel ab, fügen Sie die Sojasaucenmischung und die Bambussprossen hinzu und kochen Sie sie unter

ständigem Rühren, bis sie eingedickt sind. Unbedeckt
etwas köcheln lassen, Frühlingszwiebeln und Nüsse
dazugeben und sofort servieren.

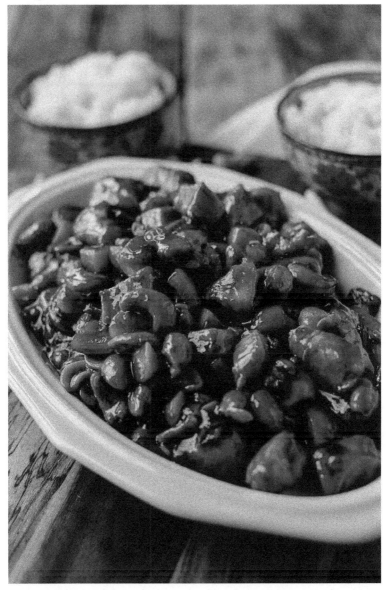

20. Chinesischer Feuertopf

- 1 Pfund Rinderfilet ohne Knochen oder Rindfleisch rund 1 Pfund Hähnchenbrust ohne Knochen
- 1 Pfund Fischfilets
- 1 lb Mittlere Garnele 1 lb Chinakohl
- 1/2 lb Frische Waldpilze oder gezüchtete Pilze Zitronensaft
- 1 pk Enoki-Pilze (3 1/2-Unzen-Packungen) 3/4 lb chinesische Erbsenschoten
- 2 Mrd. Frühlingszwiebeln 2 Mrd. Spinat
- 8 Unzen Wasserkastanien in Dosen abtropfen lassen und in Scheiben schneiden
- 8 Unzen Bambussprossen in Dosen abgetropft und in Scheiben geschnitten 4 cn Hühnerbrühe (13 3/4-Unzen-Dosen)
- Süß-saure Sauce Sojasauce
- Zubereiteter heißer chinesischer Senf
- 1/4 lb feine Eiernudeln; gekochter Koriander oder Schnittlauch; gehackt (optional)

a) Es ist nicht erforderlich, alle hier aufgeführten Zutaten zu verwenden, solange Sie eine interessante Mischung aus Fleisch, Fisch und Gemüse anbieten. Falls gewünscht, können andere Fleisch- und Gemüsesorten ersetzt werden.

b) Legen Sie Rindfleisch, Hühnchen und Fisch in den Gefrierschrank und kühlen Sie es, bis es sich fest anfühlt, aber nicht gefroren ist. Schneiden Sie Rindfleisch und Hühnchen in 1/4-Zoll dicke und etwa 2 Zoll lange Streifen. Schneiden Sie den Fisch in 3/4-Zoll-Würfel.

Garnelen schälen und entdünnen. Kohl in mundgerechte
Stücke schneiden. Pilze putzen. Wenn Sie Waldpilze
verwenden, entfernen und verwerfen Sie die Stängel.
Champignons in Scheiben schneiden und mit
Zitronensaft bestreuen. Wurzelteil von Enoki-Pilzen
abschneiden und wegwerfen und Trauben so weit wie
möglich trennen. Waschen, Enden abschneiden und
Erbsenschoten aufreihen. Frühlingszwiebeln putzen und
schneiden

c) in Hälften der Länge nach, einschließlich grüner Teil. In
2-Zoll-Längen schneiden. Spinat reinigen und dicke
Stängel wegwerfen. Zum Servieren Rindfleisch, Huhn,
Fisch, Garnelen, Kohl, Waldpilze, Enoki-Pilze,
Schneeerbsen, Frühlingszwiebeln, Spinatblätter,
Wasserkastanien und Bambussprossen in einzelnen
Reihen auf großen Platten oder Serviertellern anordnen.
Brühe zum Kochen bringen. Stellen Sie die Heizeinheit
unter

d) Chinesischer heißer Topf und kochende Brühe in die
heiße Topfschale gießen. Mit chinesischer Drahtkelle und
Essstäbchen oder Fondue-Gabeln legt jede Person die
gewünschten Zutaten zum Wildern in heiße Brühe.

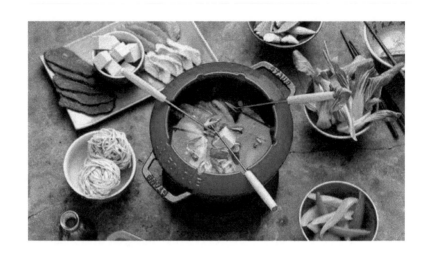

21. Huhn Chow Mein

- 12 Unzen Nudeln
- 8 Unzen hautlose Hähnchenbrust ohne Knochen 3 Esslöffel Sojasauce
- 1 Esslöffel Reiswein oder trockener Sherry 1 Esslöffel dunkles Sesamöl
- 4 Esslöffel Pflanzenöl
- 2 Knoblauchzehen, fein gehackt
- 2 Unzen Schneeerbsen, Enden entfernt 4 Unzen Sojasprossen
- 2 Unzen Schinken, fein zerkleinert 4 Frühlingszwiebeln, fein gehackt
- Salz und frisch gemahlener schwarzer Pfeffer

a) Die Nudeln in einem Topf mit kochendem Wasser zart kochen. Abgießen, unter kaltem Wasser abspülen und gut abtropfen lassen.

b) Schneiden Sie das Huhn in feine 2-Zoll-Stücke. In eine Schüssel geben. Fügen Sie 2 Teelöffel der Sojasauce, den Reiswein oder Sherry und Sesamöl hinzu.

c) Die Hälfte des Pflanzenöls in einem Wok oder einer großen Pfanne bei starker Hitze erhitzen. Wenn das Öl zu rauchen beginnt, fügen Sie die Hühnermischung hinzu. 2 Minuten braten, dann das Huhn auf einen Teller geben und heiß halten.

d) Wischen Sie den Wok sauber und erhitzen Sie das restliche Öl. Knoblauch, Erbsen, Sojasprossen und Schinken einrühren, noch etwa eine Minute braten und die Nudeln hinzufügen.

e) Weiter braten, bis die Nudeln durchgeheizt sind. Die restliche Sojasauce nach Geschmack hinzufügen und mit Salz und Pfeffer würzen. Geben Sie das Huhn und alle Säfte in die Nudelmischung zurück, fügen Sie die Frühlingszwiebeln hinzu und rühren Sie die Mischung ein letztes Mal um. Sofort servieren.

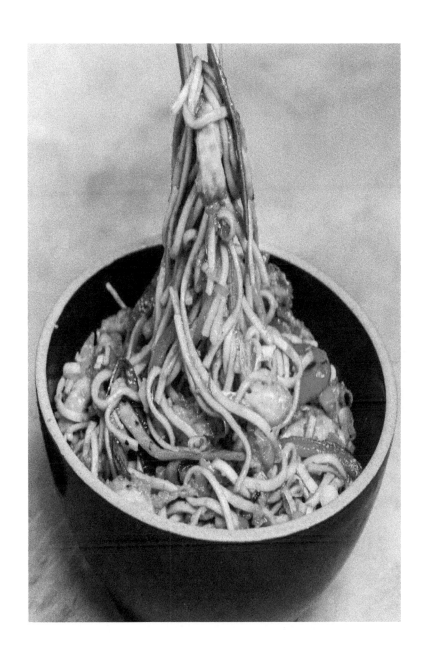

22. Keto Crisp Skin Chicken

- 1 Huhn (2 1/2 lb)
- 1 EL Essig
- 1 EL Sojasauce
- 2 EL Honig
- 1 EL Sherry
- 1 TL Melasse (Melassesirup)
- 2 EL Allzweckmehl
- 1 TL Salz
- Erdnussöl zum Frittieren

a) Legen Sie das Huhn in einen großen Topf und fügen Sie kochendes Wasser hinzu, um die Seiten des Huhns auf halber Höhe zu erreichen. Decken Sie es fest zu und köcheln Sie, bis es gerade zart ist, etwa 45 Minuten bis 1 Stunde. Abgießen, unter kaltem Wasser abspülen und mit Papiertüchern trocknen.

b) Mischen Sie Essig, Sojasauce, Honig, Sherry und Melassesirup (Melasse). Streichen Sie dies über das ganze Huhn und hängen Sie das Huhn dann an einen luftigen Ort, um es etwa 30 Minuten lang zu trocknen. Mit dem restlichen Soja bestreichen

c) Sauce erneut mischen und weitere 20-30 Minuten aufhängen. Mehl und Salz mischen und gut in die Hühnerhaut einreiben. In heißem Erdnussöl goldgelb und knusprig braten. Auf saugfähigen Papiertüchern gut abtropfen lassen.

d) Das Huhn in 8 Stücke schneiden und mit den folgenden Dips warm servieren:

Zimt-Dip:

- 1 EL gemahlener Zimt
- 1/2 TL gemahlener Ingwer
- 1/4 TL frisch gemahlener schwarzer Pfeffer
- 1/4 TL Salz

a) Zusammen mischen, in einen kleinen Topf geben und unter ständigem Rühren sehr heiß erhitzen.

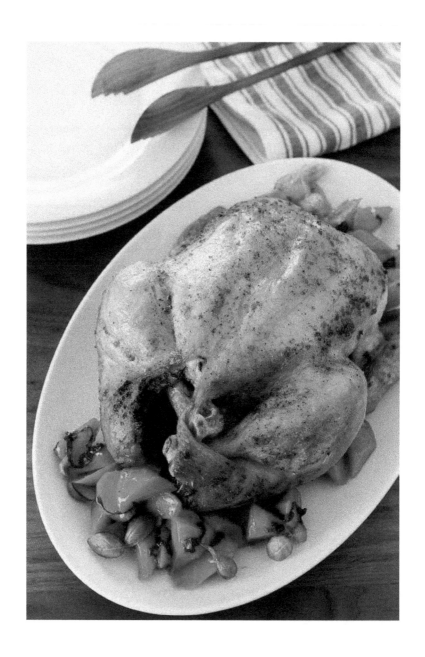

23. Kaiserin Chicken Wings

- 1 1/2 Pfund Chicken Wings 3 Esslöffel Sojasauce
- 1 Esslöffel trockener Sherry
- Esslöffel gehackte frische Ingwerwurzel 1 Knoblauchzehe, gehackt
- Esslöffel Pflanzenöl 1/3 Tasse Maisstärke
- 2/3 Tasse Wasser
- 2 Frühlingszwiebeln und Tops in dünne Scheiben schneiden 1 Teelöffel frische Ingwerwurzel

a) Trenne die Hühnerflügel; Tipps verwerfen (oder auf Lager speichern). Kombinieren Sie Sojasauce, Sherry, gehackten Ingwer und Knoblauch in einer großen Schüssel; Hühnchen einrühren.

b) Abdecken und 1 Stunde unter gelegentlichem Rühren im Kühlschrank lagern. Huhn entfernen; Reservemarinade.

c) Öl in einer großen Pfanne bei mittlerer Hitze erhitzen. Hähnchenstücke leicht mit Maisstärke bestreichen; In die Pfanne geben und von allen Seiten langsam bräunen.

d) Huhn entfernen; Fett abtropfen lassen. Rühren Sie Wasser und reservierte Marinade in dieselbe Pfanne.

e) Fügen Sie Huhn hinzu; Frühlingszwiebeln und Ingwersplitter gleichmäßig über das Huhn streuen. Abdecken und 5 Minuten köcheln lassen oder bis das Huhn zart ist.

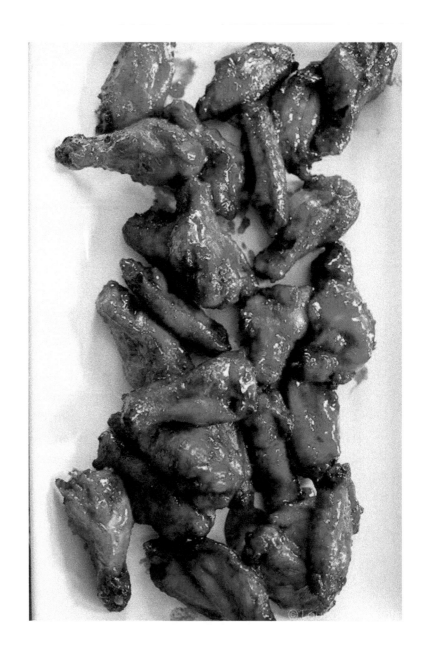

24. General Tsaos Huhn (Keto)

Soße:

- 1/2 Tasse Maisstärke 1/4 Tasse Wasser
- 1/2 TL gehackter Knoblauch
- 1/2 TL gehackte Ingwerwurzel
- 1/2 Tasse Sojasauce
- 1/4 Tasse weißer Essig
- 1/4 Tasse Wein kochen
- 1/2 Tasse heiße Hühnerbrühe
- 1 TL Mononatriumglutamat (optional) Fleisch:
- 2 Pfund entbeintes dunkles Hühnerfleisch, in große Stücke geschnitten 1/4 Tasse Sojasauce
- 1 TL weißer Pfeffer 1 Ei
- 1 Tasse Maisstärke
- Pflanzenöl zum Frittieren 2 Tassen geschnittene Frühlingszwiebeln 16 kleine getrocknete Peperoni

a) Mischen Sie 1/2 Tasse Maisstärke mit Wasser. Fügen Sie Knoblauch, Ingwer, 1/2 Tasse Sojasauce, Essig, Wein, Hühnerbrühe und MSG (falls gewünscht) hinzu. Bis zum Gebrauch im Kühlschrank aufbewahren.

b) In einer separaten Schüssel Hühnchen, 1/4 Tasse Sojasauce und weißen Pfeffer mischen.

c) Ei einrühren. 1 Tasse Maisstärke hinzufügen und mischen, bis die Hühnchenstücke gleichmäßig überzogen sind. Fügen Sie eine Tasse Pflanzenöl hinzu, um die Hühnchenstücke zu trennen. Das Huhn in kleine Mengen teilen und bei 350 Grad knusprig frittieren. Auf Papiertüchern abtropfen lassen.

d) Geben Sie eine kleine Menge Öl in den Wok und erhitzen Sie ihn, bis der Wok heiß ist. Zwiebeln und Paprika dazugeben und kurz anbraten. Sauce umrühren und in den Wok geben.

e) Legen Sie das Huhn in die Sauce und kochen Sie es, bis die Sauce eindickt.

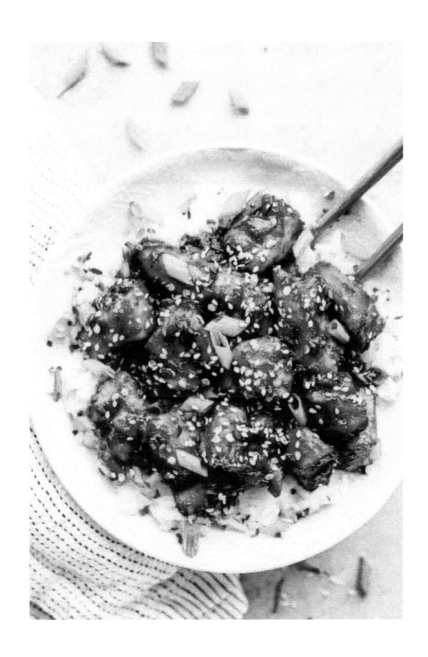

25. Gingered Chicken Wings

- 8 Hühnerflügel
- Esslöffel Sojasauce 1 Esslöffel Honig
- 2 Esslöffel Zitronensaft
- 2 Esslöffel geriebener frischer Ingwer 2 Esslöffel Tomatenketchup
- 1 Esslöffel Öl

a) Flügel an der Fuge auseinander schneiden.
b) Mischen Sie die restlichen Zutaten und marinieren Sie das Huhn in dieser Mischung, die im Kühlschrank abgedeckt ist, für 6-8 Stunden oder über Nacht.
c) 15 Minuten grillen oder bis es gar ist, häufig mit Marinade bestreichen und zweimal wenden

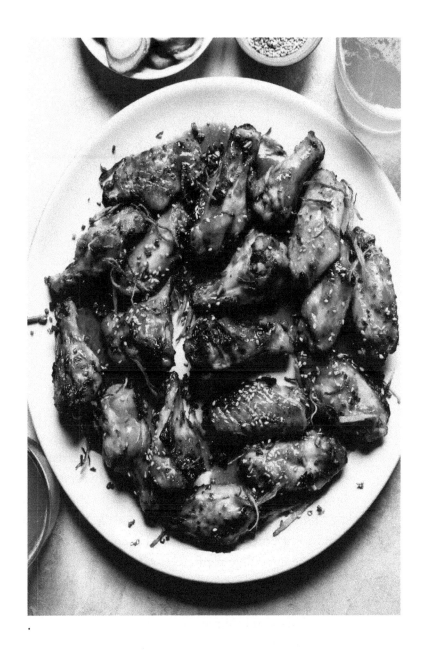

26. Keto Lo Mein

- 2 Tassen gekochte chinesische Nudeln (oder sehr dünne Spaghetti) gespült und abtropfen lassen
- 12 Unzen. gekochtes Fleischwürfel (Rindfleisch, Huhn, Schweinefleisch ... beliebig)
- 1 Packung gefrorene schwarze Sojabohnen nach französischer Art, aufgetaut
- 2 Tassen frische Sojabohnensprossen 3 gehackte Frühlingszwiebeln
- 1 Scheibe Ingwer, zerkleinert
- 1 Knoblauchzehe 1 Tees gehackt. MSG (Akzent) 1 Tees.
- 1/4 Tasse Sojasauce
- 3/4 Tasse Pflanzenöl
- 1/4 Tees. Sesamöl
- 2 EL. Sherry

a) Mischen Sie MSG und Sojasauce. Beiseite legen.
b) Wok oder Pfanne heiß und trocken erhitzen. Fügen Sie nur 3 Esslöffel Pflanzenöl und das gesamte Sesamöl hinzu. Zuerst Ingwer und Knoblauch anbraten, dann alles andere Gemüse. Rühren und eine Minute bei starker Hitze kochen. Fügen Sie den Sherry hinzu. Abdecken und eine Minute länger kochen. Schalten Sie die Heizung aus. Gemüse entfernen und abtropfen lassen; verwerfen Sie diese Säfte. Das abgetropfte Gemüse beiseite stellen
c) Wok oder Pfanne wieder trocken erhitzen. Restliches Öl einfüllen. Hitze auf mittel stellen. Fügen Sie gekochte Nudeln hinzu und rühren Sie sie ständig um, um sie zu erhitzen und die Nudeln einige Minuten lang mit Öl zu bestreichen. Fügen Sie Fleisch und reserviertes Gemüse

Ihrer Wahl hinzu. gründlich mischen. Fügen Sie
reservierte Sojasaucenmischung hinzu und rühren Sie, bis
Nudeln eine gleichmäßige Farbe haben. Dienen.

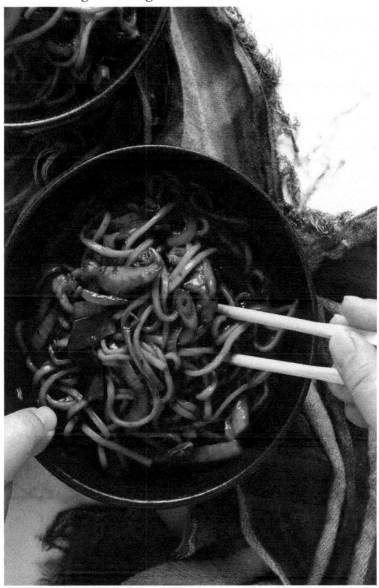

27. Rumaki

- 1 Pfund Hühnerleber
- 8 Unzen. Wasserkastanien; Jeweils 12 Speckstreifen abtropfen lassen
- 1/4 Tasse Sojasauce
- 1/2 Teelöffel Ingwer; Pulverisiert
- 1/2 Teelöffel chinesisches 5-Gewürzpulver oder 1/2 Teelöffel Currypulver

a) Schneiden Sie die Hühnerleber in zwei Hälften oder in große Stücke. Schneiden Sie die größten Kastanien in zwei Hälften. Schneiden Sie die Speckstreifen quer in zwei Hälften.

b) Wickeln Sie ein Stück Speck um Leber- und Kastanienstücke und sichern Sie die Enden mit einem Zahnstocher. Legen Sie es in einen flachen Tortenteller, während Sie sie machen.

c) Kombinieren Sie die Sojasauce mit Gewürzen und gießen Sie über die Rumaki; Vor dem Servieren ca. 1/2 Stunde im Kühlschrank lagern. Den Grill oder Broiler vorheizen und den Rumaki braten, bis der Speck knusprig ist (ca. 20 Minuten) und von allen Seiten braun werden.

d) Heiß servieren.

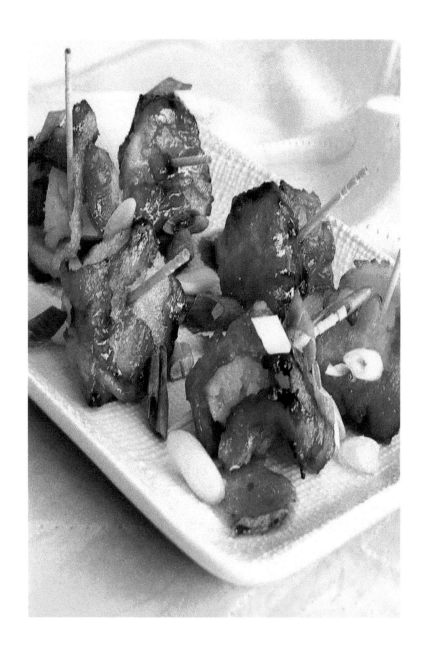

28. Szechuan Huhn

- 1 Pfund Hühnerbrust ohne Knochen, gewürfelt
- 4-6 Karotten, in 1/4 "Stücke geschnitten
- Ich kann Bambussprossen
- 12-15 getrocknete Peperoni Speiseöl
  Soße:
- 6 EL. Sojasauce
- 2-3 EL. Maisstärke
- 2-3 EL. pulverisierter trockener Ingwer 3 EL. Sherry

a) Mischen Sie die Zutaten für die Sauce in einer Schüssel.
b) Legen Sie die Paprika und 1 EL. Speiseöl in einem Wok. Die Paprika bei mittlerer Hitze anbraten und auf einen Teller legen. Fügen Sie das gewürfelte Huhn hinzu und kochen Sie, bis die rosa Farbe verschwindet (2-5 min).
c) Nehmen Sie das Huhn aus dem Wok. 1 EL hinzufügen. Öl in den Wok geben und die Karotten hinzufügen. Rühren braten, bis die Karotten weich werden. Fügen Sie die Bambussprossen hinzu und braten Sie sie 1-2 Minuten lang an.
d) Paprika, Hühnchen und Sauce in den Wok geben. Bei mittlerer Hitze rühren, bis die Sauce eindickt.

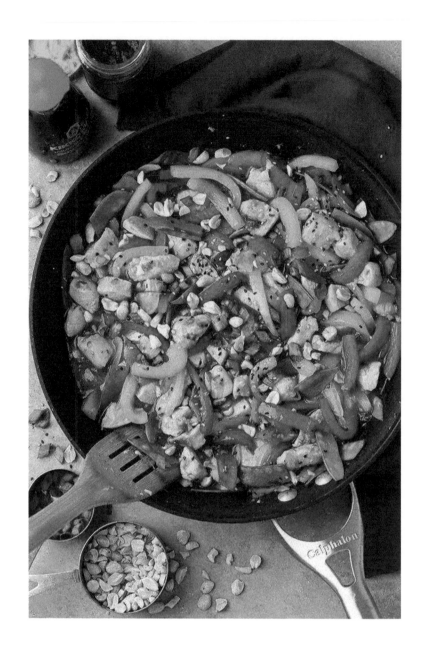

74

29. Keto Kung Pao Huhn

Zutaten
Für die Soße:

- 2 Esslöffel Kokos-Aminosäuren oder Sojasauce mit niedrigem Natriumgehalt
- 1 Teelöffel Fischsauce
- 2 Teelöffel Sesamöl
- 1 Teelöffel Apfelessig
- 1/4 - 1/2 Teelöffel Paprika-Chiliflocken nach Geschmack
- 1/2 Teelöffel frisch gehackter Ingwer
- 2 Knoblauchzehen gehackt
- 2-3 Esslöffel Wasser oder Hühnerbrühe
- 1-2 Teelöffel Mönchsfrucht oder Erythrit, auf die gewünschte Süße einstellen

Für die Pfanne:

- 3/4 lb Hähnchenschenkel in 1-Zoll-Stücke geschnitten
- Rosa Himalaya-Salz und schwarzer Pfeffer nach Bedarf
- 3-4 Esslöffel Olivenöl oder Avocadoöl
- 1 rote Paprika in mundgerechte Stücke geschnitten
- 1 mittelgroße Zucchini in zwei Hälften geschnitten
- 2 - 3 getrocknete rote Chilischoten
- 2/3 Tasse geröstete Cashewnüsse oder geröstete Erdnüsse
- 1/4 Teelöffel Xanthum Gum optional zum Eindicken der Sauce
- Sesam und gehackte Frühlingszwiebeln zum Garnieren (optional)

a) Kombinieren Sie in einer mittelgroßen Schüssel alle Zutaten für die Sauce. Beiseite legen. Hähnchen mit Salz, Pfeffer und 1 Esslöffel Sauce / Marinade würzen.

b) Bei mittlerer Hitze Öl in einen Wok oder eine große Antihaft-Pfanne geben. Fügen Sie das Huhn hinzu und kochen Sie es 5-6 Minuten lang oder bis das Huhn anfängt zu bräunen und fast durchgegart ist.

c) Zucchini, Paprika und getrocknete Chilischoten (falls verwendet) dazugeben und 2-3 Minuten kochen lassen oder bis das Gemüse knusprig und das Huhn gar ist.

d) Gießen Sie die restliche Sauce hinein und fügen Sie die Cashewnüsse hinzu. Wirf alles zusammen und stelle die Hitze auf Hoch.

e) Lassen Sie die Sauce reduzieren und eindicken. Nach Bedarf mit Salz, Pfeffer oder zusätzlichen Chiliflocken mit rotem Pfeffer würzen. Sie können ein wenig 1/4 Teelöffel Xantham-Kaugummi hinzufügen, um die Sauce weiter zu verdicken, falls gewünscht.

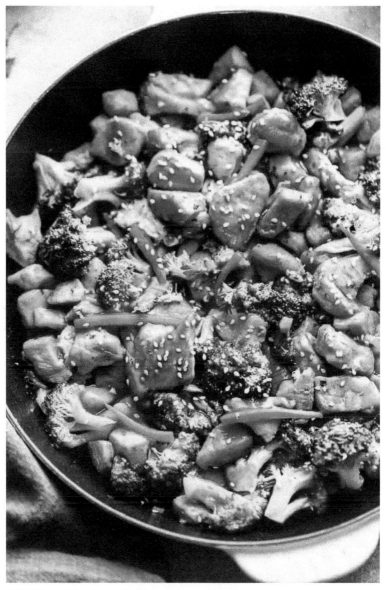

30. Mit Keto-Papier umwickeltes Huhn

- 2 große Hähnchenbrust ohne Knochen und ohne Haut,
  jeweils 6 bis 8 Unzen

- 4 große chinesische getrocknete Pilze
- 1½ Frühlingszwiebeln
- 2 Esslöffel Austernsauce
- 2 Esslöffel Sojasauce
- 1 Scheibe Ingwer, zerkleinert
- 1 Teelöffel Sesamöl
- 1 Esslöffel chinesischer Reiswein oder trockener Sherry
- Salz und Pfeffer nach Geschmack
- 24 6-Zoll-Quadrate aus Aluminiumfolie

a) Das Huhn waschen und trocken tupfen. Schneiden Sie das Huhn in dünne Scheiben von ca. 5 cm Länge. Sie möchten 48 Streifen oder 2 Streifen für jedes Paket haben. (Mit einer größeren Brust haben Sie möglicherweise mehr Hühnchen als Sie benötigen, sodass Sie mehr Päckchen machen können.)

b) Die getrockneten Pilze 20 Minuten lang oder bis sie weich sind in heißem Wasser einweichen. Drücken Sie vorsichtig, um überschüssiges Wasser zu entfernen, und schneiden Sie es in 24 dünne Scheiben oder 6 Scheiben pro Pilz. Schneiden Sie die Frühlingszwiebeln in der Diagonale dünn in Scheiben, so dass Sie 48 Stücke oder 2 Scheiben pro Packung haben.

c) Kombinieren Sie in einer kleinen Schüssel die Austernsauce, die Sojasauce, den zerkleinerten Ingwer, das Sesamöl, den chinesischen Konjac-Reiswein, Salz und Pfeffer sowie die Frühlingszwiebeln. Zum Huhn geben und 45 Minuten marinieren. Fügen Sie die Pilze hinzu und marinieren Sie für weitere 15 Minuten.

d) Ofen auf 350 ° F vorheizen.

e) Um das Huhn einzuwickeln, legen Sie ein Folienquadrat so aus, dass die untere Ecke auf Sie zeigt. Legen Sie 2

Hühnerscheiben, 1 Pilzscheibe und 2 Frühlingszwiebelscheiben in die Mitte. Bringen Sie die untere Ecke über das Huhn. Rollen Sie diese Ecke einmal. Falten Sie die rechte Ecke zur Mitte und dann die linke Ecke, so dass eine die andere überlappt. Stecken Sie das Dreieck oben in die Klappe.

f) Legen Sie die eingewickelten Päckchen auf ein Backblech und backen Sie sie 15 Minuten lang bei 350 ° F. Vor dem Servieren abkühlen lassen.

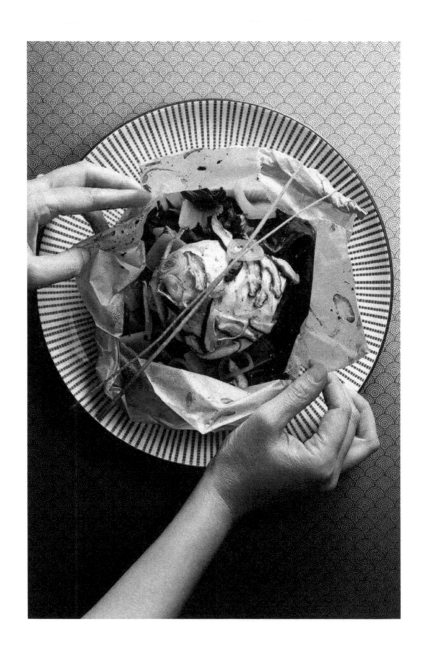

31. Moo Goo Gai Pan

- 2 Hähnchenbrusthälften, enthäutet, ohne Knochen und in Scheiben geschnittenes Salz und Pfeffer
- 3 Knoblauchzehen, 2 Tassen Wasser gehackt
- 1 EL Maisstärke 5 EL Maisöl
- 8 Unzen. frische Pilze, in Scheiben geschnitten
- lb. Bok Choy oder Chinakohl, gehackt
- 4 EL Sojasauce
- Frühlingszwiebeln, gehackt

a) In einer Schüssel das Huhn mit der Salz-Pfeffer-Knoblauch-Maisstärke-Mischung vermengen. Beiseite legen.

b) 3 Esslöffel Maisöl in einem Wok erhitzen und Pilze, Bok Choy / Kohl 2 Minuten lang einrühren. Abdecken und 5 Minuten kochen lassen. Aus dem Wok nehmen.

c) Das restliche Maisöl im Wok erhitzen. Das Hähnchen bei starker Hitze 2 Minuten braten. Sojasauce hinzufügen und gut mischen. Abdecken und ca. 6 Minuten kochen lassen oder bis das Huhn gründlich gekocht ist.

d) Gekochtes Gemüse und Frühlingszwiebeln untermischen. Rühren Sie braten zusammen für ungefähr 1 Minute. Heiß mit Konjakreis oder Blumenkohlreis servieren.

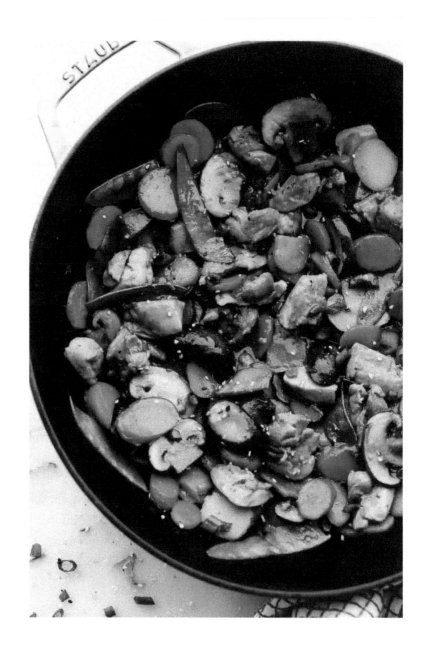

32. Keto Mu Shu Huhn

- 3/4 Pfund entbeint und enthäutet Hühnerbrust 20 Tiger Lilie Knospen
- Esslöffel Baumohren
  Marinade:
- 1 Teelöffel Maisstärke
- 1 Esslöffel Wasser
- 1 Esslöffel Sojasauce
- 6 Esslöffel Maisöl
- 3 extra große Eier, gut geschlagen 3 Frühlingszwiebeln, zerkleinert
- Tasse zerkleinerter Grünkohl 1 Teelöffel Salz
- 1 orientalisches Sesamöl 20 Mandarinenpfannkuchen, erwärmt

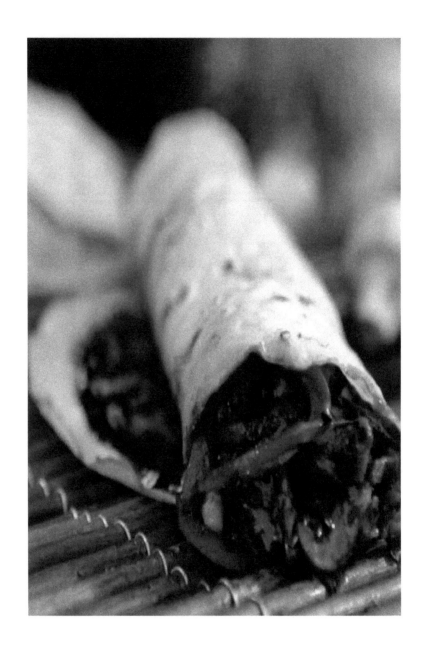

33. Moo Goo Gai Pan

- 2 große Hähnchenbrust ohne Knochen und ohne Haut
- 4 Esslöffel Austernsauce, geteilt
- 2 Teelöffel Maisstärke, geteilt
- ½ Tasse Hühnerbrühe oder Brühe
- ⅛ Teelöffel weißer Pfeffer
- ½ Tasse frische Pilze
- 4 Esslöffel Öl zum Braten
- 1 Knoblauchzehe, gehackt
- ½ 8-Unzen-Dose Bambussprossen, gespült

a) Das Huhn waschen und in dünne Scheiben schneiden. 2 Esslöffel Austernsauce und 1 Teelöffel Maisstärke untermischen. Das Huhn 30 Minuten marinieren.

b) Mischen Sie die Hühnerbrühe, den weißen Pfeffer, 2 Esslöffel Austernsauce und 1 Teelöffel Maisstärke. Beiseite legen. Wischen Sie die Pilze mit einem feuchten Tuch sauber und schneiden Sie sie in dünne Scheiben.

c) 2 Esslöffel Öl in einen vorgeheizten Wok oder eine Pfanne geben. Wenn das Öl heiß ist, fügen Sie den Knoblauch hinzu und braten Sie ihn kurz an, bis er aromatisch ist. Fügen Sie das Huhn hinzu und braten Sie es an, bis es seine Farbe ändert und fast durchgekocht ist. Das Huhn aus dem Wok nehmen und beiseite stellen.

d) Wischen Sie den Wok sauber und fügen Sie 2 weitere Esslöffel Öl hinzu. Wenn das Öl heiß ist, fügen Sie die Pilze hinzu und braten Sie sie etwa 1 Minute lang an. Fügen Sie die Bambussprossen hinzu.

e) Die Sauce schnell umrühren. Machen Sie einen Brunnen in der Mitte des Woks, indem Sie das Gemüse zur Seite schieben. Fügen Sie die Sauce in der Mitte hinzu und rühren Sie kräftig um, um sie zu verdicken. Fügen Sie das Huhn hinzu und mischen Sie durch.

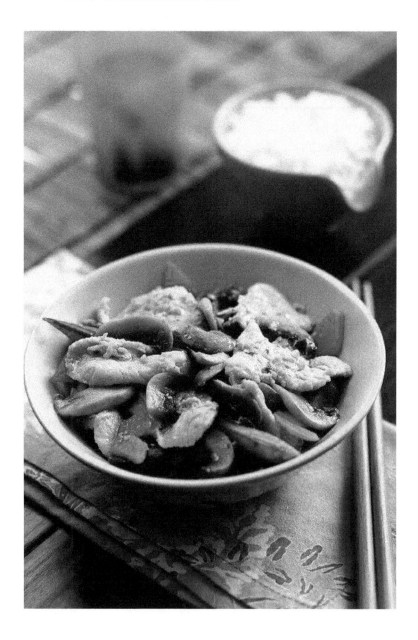

34. Prinzessin Huhn

- 1 Pfund leichtes Hühnerfleisch
- 6 Esslöffel Sojasauce, geteilt
- 4 Teelöffel chinesischer Reiswein oder trockener Sherry, geteilt
- 1 Esslöffel Maisstärke
- ¼ Teelöffel Sesamöl
- 6 getrocknete rote Chilis
- 3 Esslöffel Öl zum Braten
- 1 große Knoblauchzehe, gehackt
- 1 Teelöffel gehackter Ingwer
- 2 Frühlingszwiebeln, in dünne Scheiben geschnitten

Das Huhn in Würfel schneiden. Mischen Sie 2 Esslöffel Sojasauce, 3 Teelöffel Konjac-Reiswein und die Maisstärke und fügen Sie zuletzt die Maisstärke hinzu. Das Huhn 30 Minuten marinieren.

Kombinieren Sie die 4 Esslöffel Sojasauce, 1 Teelöffel Konjac-Reiswein und das Sesamöl und beiseite stellen. Schneiden Sie die roten Chilis in zwei Hälften und entfernen Sie die Samen. Hacken und beiseite stellen.

2 Esslöffel Öl in einen vorgeheizten Wok oder eine Pfanne geben. Wenn das Öl heiß ist, fügen Sie die Hühnerwürfel hinzu und braten Sie sie an, bis sie fast gar sind. Aus dem Wok nehmen und auf Papiertüchern abtropfen lassen.

1 Esslöffel Öl in den Wok geben. Wenn das Öl heiß ist, fügen Sie den Knoblauch, den Ingwer und die Frühlingszwiebeln hinzu. Kurz anbraten, bis es

aromatisch ist. Fügen Sie die Chilis hinzu und kochen Sie sie 1 Minute lang. Die Sauce in die Mitte des Woks geben und zum Kochen bringen. Fügen Sie das Huhn hinzu und mischen Sie durch.

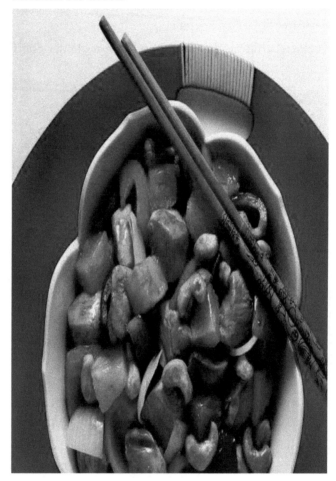

35. Tee geräuchertes Huhn

- 3-Pfund-Fritteuse Huhn
- 2 Esslöffel dunkle Sojasauce
- 1½ Teelöffel chinesischer Reiswein oder trockener Sherry
- ½ Frühlingszwiebel, gehackt
- 3 Esslöffel schwarze Teeblätter
- ¼ Teelöffel Szechwan Salz-Pfeffer-Mix (Seite 20)
- ½ Tasse ungekochter Konjac-Reis oder Blumenkohlreis

Das Huhn waschen und trocken tupfen. Mischen Sie die dunkle Sojasauce, Konjac Reiswein und Frühlingszwiebeln. Das Huhn einreiben und 1 Stunde marinieren. Mischen Sie die Teeblätter, die braune Szechwan Salz- und Pfeffermischung und den Konjak- oder Blumenkohlreis. Beiseite legen.

Bereiten Sie einen Bambusdampfer vor und dämpfen Sie das Huhn etwa 45 Minuten lang, bis es gekocht ist.

Decken Sie den Boden des Woks und die Innenseite des Woks mit mehreren Schichten Aluminiumfolie ab. Legen Sie die Rauchgewürze auf den Boden des Woks. Legen Sie einen Kuchengitter in den Wok und legen Sie das Huhn auf den Rost. Drehen Sie die Heizung auf. Wenn an einigen Stellen Rauch auftritt (ca. 10–15 Minuten), bedecken Sie das Huhn mit dem Deckel und stellen Sie die Hitze so ein, dass der Rauchstrom gleichmäßig bleibt. Rauchen Sie weiter, bis das Huhn tiefbraun wird (ca. 15 Minuten).

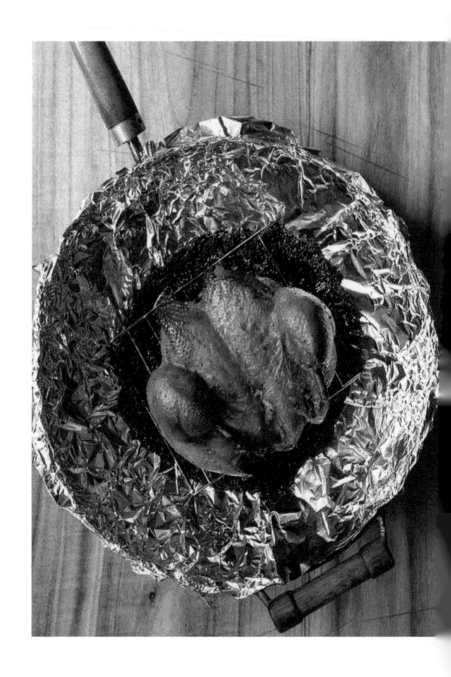

36. Austernsauce Chicken Wings

- 16 Hühnerflügel
- ⅓ Tasse Sojasauce
- 1 Esslöffel dunkle Sojasauce
- 3 Esslöffel Austernsauce
- 1 Esslöffel chinesischer Reiswein oder trockener Sherry
- 2 Esslöffel Wasser
- 2 Teelöffel Sesamöl
- 3 gehackte Knoblauchzehen

Hähnchenflügel abspülen und trocken tupfen.
Kombinieren Sie Sojasauce, dunkle Sojasauce,
Austernsauce, Konjac-Reiswein, Wasser und Sesamöl.
Legen Sie die Sauce in eine Plastiktüte. Fügen Sie das
Huhn hinzu und schütteln Sie den Beutel leicht, um
sicherzustellen, dass die Sauce das ganze Huhn bedeckt.
Verschließen Sie den Beutel und stellen Sie ihn in den
Kühlschrank. Marinieren Sie das Huhn für 2-3 Stunden
und drehen Sie den Beutel gelegentlich.

Heizen Sie den Ofen auf 350 ° F vor.

Nehmen Sie die Hühnerflügel aus dem Beutel und
reservieren Sie die Sauce. Legen Sie die Flügel auf ein mit
Kochspray besprühtes Backblech. Gießen Sie die Hälfte
der Sauce darüber. Fügen Sie den gehackten Knoblauch
hinzu. Backen Sie die Flügel für 20 Minuten. Fügen Sie
die restliche Hälfte der Sauce hinzu und kochen Sie sie
weitere 15 Minuten lang oder bis die Flügel gekocht sind.

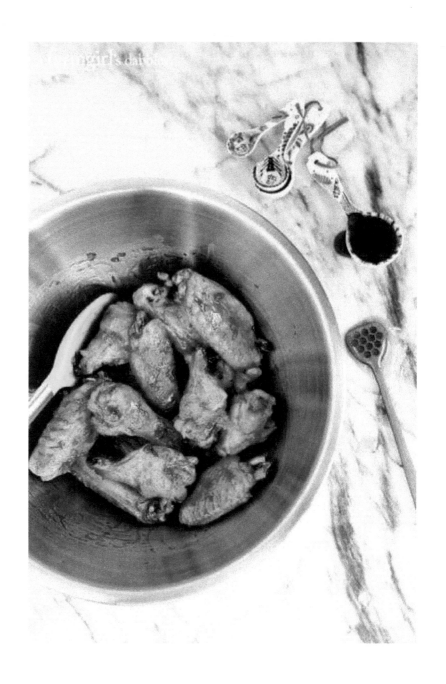

37. Gefüllte Chicken Wings

- 10 Hühnerflügel
- 2 chinesische getrocknete Pilze
- ½ 8-Unzen-Dose Bambussprossen, abgetropft
- ½ Tasse gemahlenes Schweinefleisch
- ½ Esslöffel Sojasauce
- ½ Esslöffel chinesischer Reiswein oder trockener Sherry
- ¼ Teelöffel Sesamöl
- Salz und Pfeffer nach Geschmack

a) Hühnerflügel waschen und trocken tupfen. Schneiden Sie den Mittelteil durch und werfen Sie die Trommel weg. Nehmen Sie ein Gemüsemesser und kratzen Sie, beginnend mit dem Ende des Mittelteils, das an der Trommel befestigt war, das Fleisch vorsichtig von den 2 Knochen im Mittelteil ab, wobei Sie darauf achten, die Haut nicht zu schneiden. Wenn das Fleisch abgekratzt ist, ziehen und entfernen Sie die 2 Knochen im Mittelteil. Dies gibt Ihnen einen Beutel zu Sachen.

b) Die getrockneten Pilze mindestens 20 Minuten in heißem Wasser einweichen, um sie zu erweichen. Drücken Sie die Pilze leicht zusammen, um überschüssiges Wasser zu entfernen. In dünne Scheiben schneiden. Julienne der Bambusspross.

c) Legen Sie das Schweinefleisch in eine mittelgroße Schüssel. Mischen Sie mit den Händen Sojasauce, Konjac-Reiswein, Sesamöl sowie Salz und Pfeffer mit dem Schweinefleisch.

d) Nehmen Sie einen kleinen Schweinefleischball und legen Sie ihn in die Hühnerhaut. Fügen Sie 2 Scheiben Bambus und 2 Scheiben geschnittene Pilze hinzu. Fahren Sie mit dem Rest der Hühnerflügel fort.

e) Dämpfen Sie die Hühnerflügel auf einem hitzebeständigen Teller auf einem Bambusdampfer im Wok etwa 20 Minuten lang oder bis das Schweinefleisch durchgekocht ist.

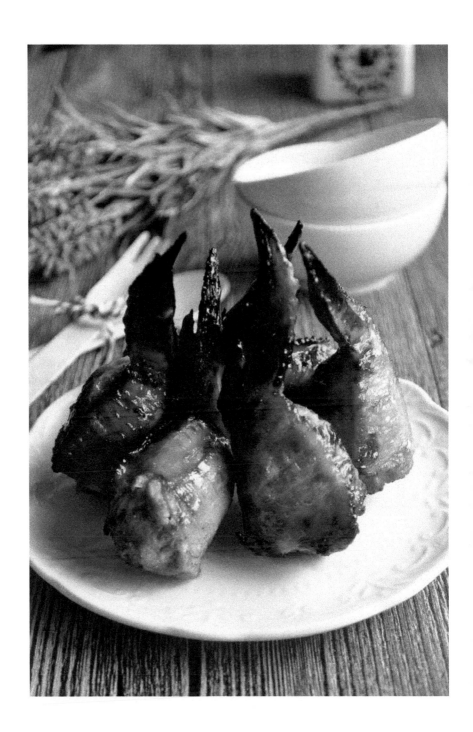

38. Betrunkene Keto Wings

- 8–10 Hühnerflügel
- ¼ Teelöffel Salz
- Pfeffer nach Geschmack
- 1 grüne Zwiebel, gehackt
- 2 Scheiben Ingwer
- 6 Tassen trockener Weißwein zum Abdecken

In einem großen Topf 8 Tassen Wasser zum Kochen bringen. Während Sie darauf warten, dass das Wasser kocht, hacken Sie die Hühnerflügel durch die Mitte, so dass Sie eine Trommel und den Mittelteil haben. Die Flügelspitzen abhacken und wegwerfen.

Die Hühnerflügel 5 Minuten im kochenden Wasser kochen.

Salz, Pfeffer, Frühlingszwiebeln und Ingwer hinzufügen. Decken Sie das Huhn ab und lassen Sie es 45 Minuten köcheln. Cool.

Legen Sie die Hühnerflügel in einen verschlossenen Behälter und bedecken Sie sie mit dem Wein. Mindestens 12 Stunden vorher im Kühlschrank lagern

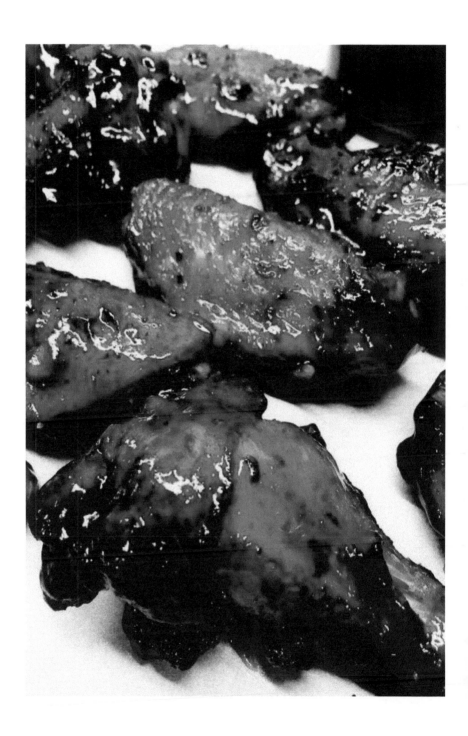

CHINESISCHE SCHWEINREZEPTE

39. Potstickers mit Konjac Reiswein (Keto)

- 1½ Tassen gemahlenes Schweinefleisch
- 3 Teelöffel chinesischer Reiswein oder trockener Sherry
- 3 Teelöffel Sojasauce
- 1½ Teelöffel Sesamöl
- 1½ Esslöffel gehackte Zwiebel
- 1 Packung runde Wonton (Gyoza) Wrapper
- ½ Tasse Wasser zum Kochen von Potstickern
- Öl zum Braten nach Bedarf

Kombinieren Sie das gemahlene Schweinefleisch, Konjac Reiswein, Sojasauce, Sesamöl und gehackte Zwiebeln.

So machen Sie die Potstickers: Geben Sie 1 Teelöffel Füllung in die Mitte der Verpackung. Befeuchten Sie die Kanten der Verpackung, falten Sie die Füllung um und versiegeln Sie sie, indem Sie die Kanten crimpen. Fahren Sie mit dem Rest der Potstickers fort. Decken Sie die fertigen Potstickers mit einem feuchten Tuch ab, um ein Austrocknen zu vermeiden.

2 Esslöffel Öl in einen vorgeheizten Wok oder eine Pfanne geben (1 Esslöffel bei Verwendung einer beschichteten Pfanne). Wenn das Öl heiß ist, fügen Sie einige der Potstickers mit der glatten Seite nach unten hinzu. Nicht unter Rühren braten, sondern ca. 1 Minute kochen lassen.

Fügen Sie eine halbe Tasse Wasser hinzu. Drehen Sie die Potstickers nicht um. Bedeckt kochen, bis der größte Teil der Flüssigkeit absorbiert ist. Decken Sie es ab und kochen Sie es, bis die Flüssigkeit verdunstet ist.

Lösen Sie die Potstickers mit einem Spatel und servieren Sie sie mit der verbrannten Seite nach oben. Mit Potsticker-Dip servieren

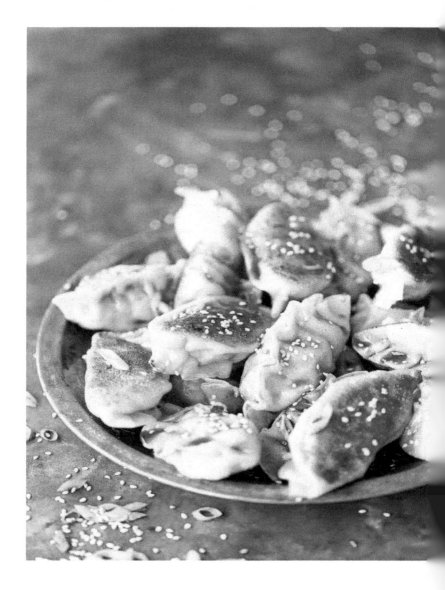

40. Schweinefleisch und Bambussprossen

- 1 Pfund mageres Schweinefleisch 1/4 Tasse Sojasauce
- 1 EL Sherry
- 1 TL gemahlener Ingwer
- 1 Liter Wasser
- 1 Unze Bambussprossen

a) Das Schweinefleisch in kleine Würfel schneiden. Sojasauce, Sherry und Ingwer mischen, zum Schweinefleisch geben, gut umrühren und 10 Minuten ruhen lassen. Das Schweinefleisch und die Aromen in eine große Pfanne geben, das Wasser hinzufügen und vorsichtig zum Kochen bringen, abdecken und 1 Stunde köcheln lassen.

b) Bambussprossen abtropfen lassen und fein zerkleinern, in die Pfanne geben und 10 Minuten köcheln lassen. Wenn gewünscht, kann die Flüssigkeit mit 1 Esslöffel Maisstärke eingedickt werden. mit etwas kaltem Wasser gemischt.

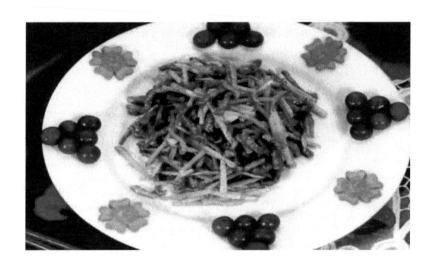

41. Keto Löwenkopf

- 1 Scheibe Ingwer
- 1 Schalotte, in Viertel geschnitten
- 1/2 Tasse Wasser
- 1 Pfund gemahlenes Schweinefleisch
- 1 Esslöffel Sherry
- 2 Esslöffel leichte Sojasauce
- 1 Teelöffel Salz
- 1 Esslöffel Maisstärke
- 2 Esslöffel Maisstärke, gelöst in 4 Esslöffel Wasser
- 6 Esslöffel Öl
- 1 Pfund Bok Choy (chinesisches Grün), in 3 Zoll Längen geschnitten
- 1/2 Tasse Hühnerbrühe

a) Pfund Ingwer und Frühlingszwiebel mit Messerrücken oder Hackmesser. In eine Schüssel mit Wasser geben. 10 Minuten beiseite stellen.

b) Frühlingszwiebel und Ingwer aus dem Wasser abseihen.

c) Das Schweinefleisch in eine Schüssel geben. Fügen Sie Frühlingszwiebel und Ingwerwasser, Sherry, 1 Esslöffel Sojasauce, 1/2 Teelöffel Salz und Maisstärke hinzu. Mit der Hand in eine Richtung gut mischen.

d) Fleischmischung zu 4 großen Kugeln formen.

e) Mit den Händen leichte Kugeln mit gelöster Maisstärke bestreichen.

f) 4 Esslöffel Öl im Wok erhitzen. Braten Sie die Kugeln einzeln an, bis sie braun sind. Mit heißem Öl begießen. Vorsichtig entfernen.

g) 2 Esslöffel Öl erhitzen, bis es im Wok heiß ist. Bok Choy 2 Minuten braten. Fügen Sie 1/2 Teelöffel Salz hinzu.

h) Bok Choy in einen schweren Topf geben. Legen Sie die Fleischbällchen darauf. Fügen Sie 2 Esslöffel Sojasauce und Brühe hinzu. Startseite. 1 Stunde köcheln lassen.

i) 2 Minuten zum Kochen bringen. Wenn die Soße zu wässrig ist, mit etwas gelöster Maisstärke eindicken.

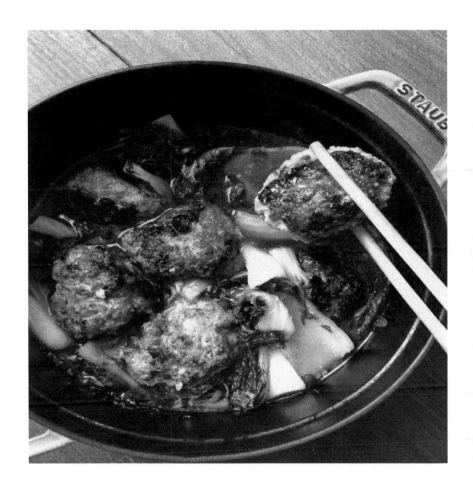

42. Ungefüllte Schweinefleisch-Frühlingsrolle

Zutaten:

- Sesamöl
- Knoblauch
- Zwiebel
- grüne Zwiebeln
- Mett
- gemahlener Ingwer
- Meersalz
- schwarzer Pfeffer
- Sriracha oder Knoblauch-Chili-Sauce
- Krautsalat
- Kokos-Aminos oder Sojasauce
- Essig, geröstete Sesamkörner

Diese riesige Schüssel voller Schönheit wäre das beste Tischdekoration für einen chinesischen Buffettisch - Schweinefleisch-Eierbrötchen in einer Schüssel könnten auch zu Rindfleisch-Eierbrötchen oder Truthahn oder Huhn werden! Ich mag Rezepte sehr, bei denen man ihnen leicht einen eigenen Stempel aufdrücken kann.

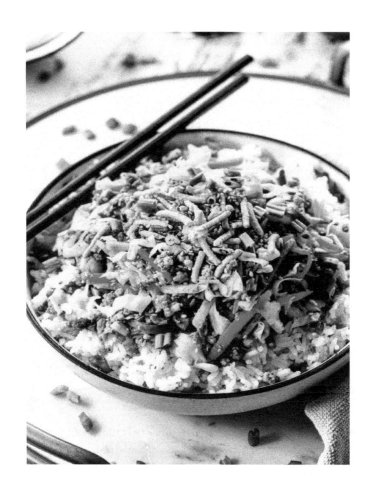

43. Traditionelle Gow Gees

- ¼ Pfund (4 Unzen) Garnelen
- 3 mittelgetrocknete Pilze
- 1 Tasse gemahlenes Schweinefleisch
- 1 Napa Kohlblatt, zerkleinert
- 1½ Frühlingszwiebeln, in dünne Scheiben geschnitten
- ¼ Teelöffel gehackter Ingwer
- 2 Teelöffel chinesischer Reiswein oder trockener Sherry
- 2 Teelöffel Sojasauce
- 1 Teelöffel Sesamöl
- 1 Packung runde Wonton (Gyoza) Wrapper
- 4–6 Tassen Öl zum Frittieren

a) Garnelen waschen, entdünnen und fein hacken. Die getrockneten Pilze mindestens 20 Minuten in heißem Wasser einweichen, um sie zu erweichen. Abgießen, die Stiele entfernen und fein schneiden.

b) Kombinieren Sie das gemahlene Schweinefleisch, Garnelen, Kohl, Frühlingszwiebeln, getrocknete Pilze, Ingwer, Konjac-Reiswein, Sojasauce und Sesamöl.

c) Öl in einen vorgeheizten Wok geben und auf 375 ° F erhitzen. Wickeln Sie die Gow Gees ein, während Sie darauf warten, dass sich das Öl erwärmt. 1 Teelöffel Füllung in die Mitte der Verpackung geben. Befeuchten Sie die Kanten der Verpackung, falten Sie die Füllung um und versiegeln Sie sie, indem Sie die Kanten crimpen. Fahren Sie mit dem Rest der Wontons fort. Decken Sie die fertigen Wontons mit einem feuchten Tuch ab, um ein Austrocknen zu vermeiden.

d) Schieben Sie Gow Gees vorsichtig nacheinander in den Wok. Frittieren, bis sie golden werden (ca. 2 Minuten). Mit einem geschlitzten Löffel entfernen und auf Papiertüchern abtropfen lassen.

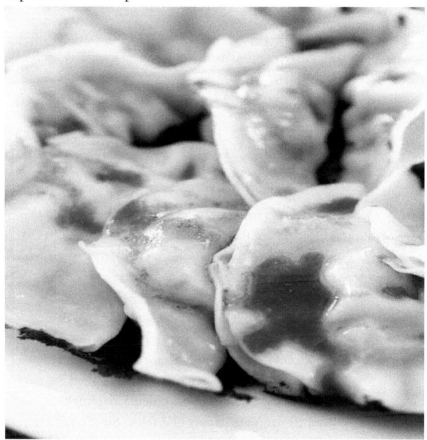

44. Keto Siu Mai Knödel

- ¼ Pfund (4 Unzen) frische Garnelen
- 3 mittelgetrocknete Pilze
- 1 Tasse gemahlenes Schweinefleisch
- 1½ Frühlingszwiebeln, in dünne Scheiben geschnitten
- ½ Tasse Bambussprossen aus der Dose, zerkleinert
- 2 Teelöffel Austernsauce
- 2 Teelöffel Sojasauce
- 1 Teelöffel Sesamöl
- 1 Packung Siu Mai oder Wonton Wrapper
- Öl zur Beschichtung hitzebeständiger Platten

a) Garnelen waschen, entdünnen und fein hacken. Die getrockneten Pilze mindestens 20 Minuten in heißem Wasser einweichen, um sie zu erweichen. Abgießen, die Stiele entfernen und fein schneiden.

b) Kombinieren Sie das gemahlene Schweinefleisch, Garnelen, Frühlingszwiebeln, getrocknete Pilze, Bambussprossen, Austernsauce, Sojasauce und Sesamöl.

c) So wickeln Sie den Siu Mai ein: Geben Sie 2 Teelöffel Füllung in die Mitte der Verpackung. Falten Sie die Verpackung nicht über die Füllung. Sammeln Sie die Kanten der Verpackung und falten Sie die Seiten vorsichtig so, dass sie eine Korbform bilden, wobei die Oberseite offen ist.

d) Eine hitzebeständige Platte leicht mit Öl bestreichen. Legen Sie die Knödel auf den Teller. Legen Sie den Teller auf einen Bambusdampfer in einem zum Dämpfen eingerichteten Wok. Dämpfen Sie die Knödel für 5–10 Minuten oder bis sie gekocht sind.

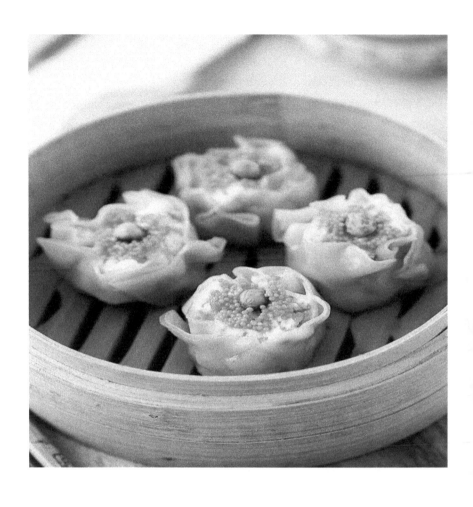

45. Keto Schweinekotelett Suey

- ½ Pfund Schweinefilet
- 2 Teelöffel chinesischer Reiswein oder trockener Sherry
- 2 Teelöffel Sojasauce
- 2 Teelöffel Backpulver
- 2 Frühlingszwiebeln, diagonal in dünne Scheiben geschnitten
- 2 Esslöffel Austernsauce
- 2 Esslöffel Hühnerbrühe oder Brühe
- 4–6 Esslöffel Öl zum Braten
- 6 frische Pilze, in dünne Scheiben geschnitten
- 1 Stangensellerie, diagonal in dünne Scheiben geschnitten
- 2 Stiele Bok Choy inklusive Blätter, diagonal in dünne Scheiben geschnitten
- 1 8-Unzen-Dose Bambussprossen, abgetropft

Das Schweinefleisch in dünne Scheiben schneiden. Marinieren Sie das Schweinefleisch 30 Minuten lang mit dem Konjac-Reiswein, der Sojasauce und dem Backpulver.

Kombinieren Sie die Austernsauce, Hühnerbrühe. Beiseite legen.

2 Esslöffel Öl in einen vorgeheizten Wok oder eine Pfanne geben. Wenn das Öl heiß ist, fügen Sie das Schweinefleisch hinzu. Rühren braten, bis es seine Farbe ändert und fast durchgekocht ist. Aus dem Wok nehmen.

Fügen Sie 1–2 Esslöffel Öl hinzu. Wenn das Öl heiß ist, fügen Sie die Pilze hinzu und braten Sie sie etwa 1 Minute lang an. Fügen Sie den Sellerie und die Bok-Choy-Stiele hinzu, dann die Bambussprossen, und braten Sie sie jeweils etwa 1 Minute lang in der Mitte des Woks, bevor

Sie das nächste Gemüse hinzufügen. (Wenn der Wok zu voll ist, braten Sie jedes Gemüse einzeln an.) Fügen Sie nach Bedarf mehr Öl hinzu und schieben Sie das Gemüse zur Seite des Woks, bis das Öl erhitzt ist. Fügen Sie die Bok Choy Blätter und die Frühlingszwiebel hinzu.

Die Sauce in die Mitte des Woks geben und zum Kochen bringen. Fügen Sie das Schweinefleisch hinzu. Alles durchmischen und heiß servieren.

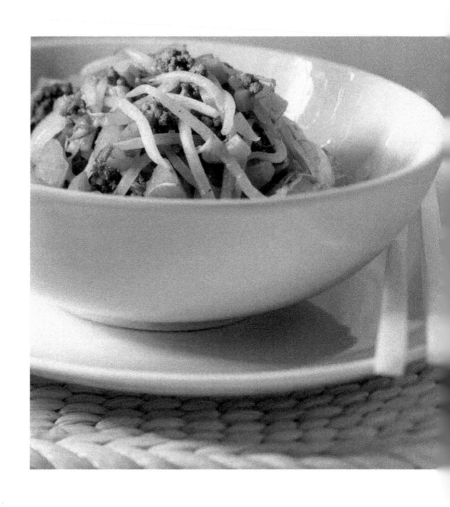

46. Würziges Hoisin-Schweinefleisch

- ¾ Pfund Schweinefilet
- 1 Esslöffel Sojasauce
- 2 Teelöffel Backpulver
- 1 Bund Spinat
- 2 Esslöffel Hoisinsauce
- 1 Esslöffel dunkle Sojasauce
- ¼ Tasse Wasser
- 3 Esslöffel Öl zum Braten
- ¼ Teelöffel Chilipaste

Das Schweinefleisch in dünne Scheiben schneiden. 30 Minuten in Sojasauce und Backpulver marinieren.

Den Spinat kurz in kochendem Wasser blanchieren und gründlich abtropfen lassen.

Kombinieren Sie die Hoisinsauce, dunkle Sojasauce und Wasser. Beiseite legen.

2 Esslöffel Öl in einen vorgeheizten Wok oder eine Pfanne geben. Wenn das Öl heiß ist, fügen Sie das Schweinefleisch hinzu und braten Sie es an, bis es seine Farbe ändert und fast durchgekocht ist. Papierhandtücher entfernen und abtropfen lassen.

1 Esslöffel Öl hinzufügen. Wenn das Öl heiß ist, fügen Sie die Chilipaste hinzu und braten Sie sie aromatisch an. Fügen Sie den Spinat hinzu. Eine Minute braten und mit Sojasauce abschmecken, falls gewünscht. Die Sauce in die Mitte des Woks geben und zum Kochen bringen. Fügen Sie das Schweinefleisch hinzu. Drehen Sie die Hitze herunter, mischen Sie alles durch und servieren Sie heiß.

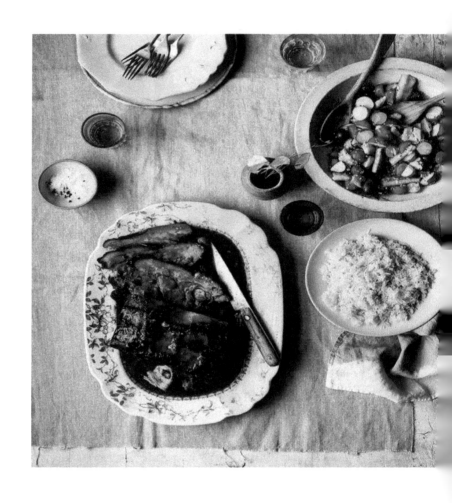

47. Schinken mit asiatischer Birne

- 1½ Pfund Schinken, dünn geschnitten
- 2 Teelöffel Sesamöl
- 2 Teelöffel Maisstärke
- 2 Esslöffel Sojasauce
- 2 Esslöffel dunkle Sojasauce
- 2 Esslöffel Honig
- 1 Frühlingszwiebel
- 2 Esslöffel Öl zum Braten
- 2 asiatische Birnen, in Scheiben geschnitten

Den Schinken 30 Minuten in Sesamöl und Maisstärke marinieren.

Kombinieren Sie die Sojasauce, dunkle Sojasauce und Honig. Beiseite legen. Schneiden Sie die Frühlingszwiebel in 1-Zoll-Scheiben auf der Diagonale.

2 Esslöffel Öl in einen vorgeheizten Wok oder eine Pfanne geben. Wenn das Öl heiß ist, fügen Sie den geschnittenen Schinken hinzu und bräunen Sie ihn kurz an. Papierhandtücher entfernen und abtropfen lassen.

Bereiten Sie den Wok zum Dämpfen vor. Legen Sie den geschnittenen Schinken auf eine hitzebeständige Schüssel auf einem Bambusdampfer. Die Hälfte der Sauce darüber streichen. Abdecken und dämpfen, bei Bedarf mehr kochendes Wasser hinzufügen.

Nach 25 Minuten die Schinkensäfte abtropfen lassen, mit der restlichen Hälfte der Sauce vermischen und in einem kleinen Topf zum Kochen bringen. Die Birnenscheiben mit dem Schinken anrichten. Dämpfen Sie den Schinken für weitere 5 Minuten oder bis er gekocht ist. Gießen Sie

die gekochte Sauce vor dem Servieren über den Schinken.
Mit der Frühlingszwiebel garnieren.

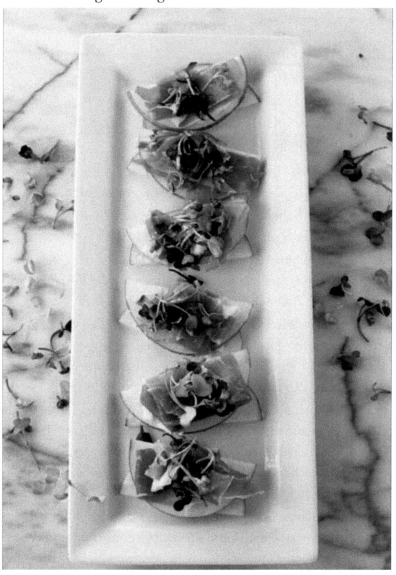

CHINESISCHES RINDFLEISCH

48. Asiatische gegrillte Keto-Rippchen

Rippchen und Marinade

- 6 große kurze Rippen, Flankenschnitt (~ 1 1/2 lb.)
- 1/4 Tasse Sojasauce
- 2 EL. Reisessig
- 2 EL. Fischsoße
- Asian Spice Rub

a) Mischen Sie die Sojasauce, Reisessig und Fischsauce. Optional können Sie der Marinade etwas Olivenöl und Sesamöl hinzufügen.

b) Legen Sie kurze Rippen in eine Auflaufform oder einen Behälter mit erhöhten Rändern. Gießen Sie die Marinade über die Rippen und lassen Sie sie 45-60 Minuten ruhen.

c) Mischen Sie die Gewürzmischung.

d) Leeren Sie die Marinade aus der Auflaufform und gießen Sie die Gewürzmischung gleichmäßig über beide Seiten der Rippen.

e) Heizen Sie Ihren Grill und grillen Sie die Rippen! Je nach Dicke ca. 3-5 Minuten pro Seite.

f) Servieren Sie es mit Ihrem Lieblingsgemüse oder Ihrer Lieblingsbeilage.

g) Dies ergibt insgesamt 4 Portionen asiatische gegrillte Keto Short Ribs.

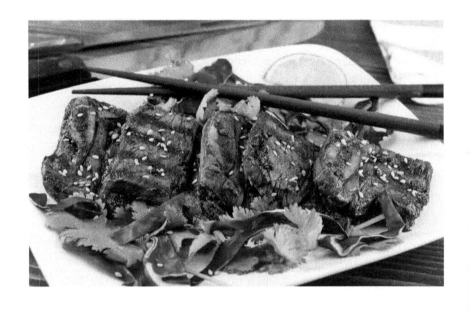

49. Gegrillte Spareribs

- Banken von Spareribs, ungeschnitten, etwa 2 Pfund je 3 Knoblauchzehen, gehackt
- 1/2 Tasse Ketchup
- 1/2 Tasse süße Bohnensauce (Hoi Sin Deung) oder Hoi Sin Sauce 1/2 Tasse Sojasauce
- 1/4 Tasse Sherry

Schneiden Sie überschüssiges Fett von den dicken Rändern der Spareribs ab. Legen Sie die Rippen in eine flache Pfanne oder Platte. Die restlichen Zutaten für eine Marinade mischen und auf beiden Seiten der Spareribs verteilen. Mindestens zwei Stunden stehen lassen.

Stellen Sie einen Ofenrost oben auf den Ofen und einen unten. Auf 375F vorheizen. Haken Sie jede Sparerib-Bank mit 3 oder 4 S-Haken über ihre Breite an den dicken Kanten ein und hängen Sie sie unter das obere Gestell.

Stellen Sie eine große Pfanne mit 1/2 "Wasser auf den unteren Rost. Diese Pfanne fängt die Tropfen auf und verhindert, dass das Fleisch austrocknet. Kochen Sie die Spareribs etwa 45 Minuten lang.

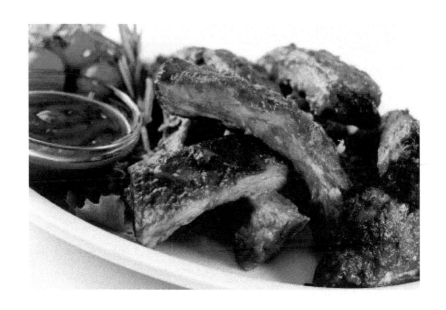

50. Rindfleisch Satay

- ½ Pfund Rinderfiletsteak
- ¼ Tasse dunkle Sojasauce
- ¼ Teelöffel Chilipaste
- 1 Esslöffel Hoisinsauce
- 1 Teelöffel Orangenmarmelade
- 1 Knoblauchzehe, gehackt
- 1 Scheibe Ingwer, gehackt

a) Schneiden Sie das Rindfleisch quer durch das Korn in sehr dünne Streifen, etwa 1 cm lang.

b) Kombinieren Sie die restlichen Zutaten. Das Rindfleisch über Nacht oder mindestens 2 Stunden im Kühlschrank marinieren. Das Rindfleisch abtropfen lassen und die Marinade aufbewahren.

c) Fädeln Sie mindestens 2 Scheiben des marinierten Rindfleischs auf jeden Spieß und weben Sie sie wie ein Akkordeon hinein und heraus. Mit der reservierten Marinade bestreichen.

d) Das Rindfleisch auf beiden Seiten grillen. Mit Hoisin Satay Sauce servieren

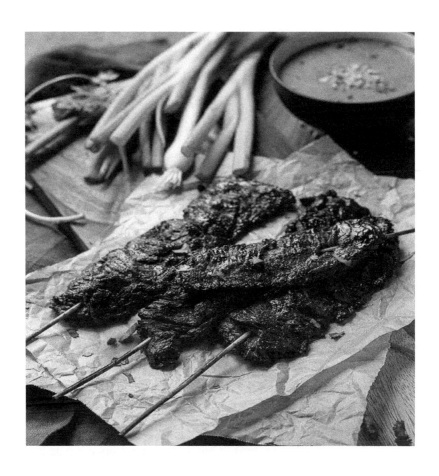

51. Rindfleisch mit Broccoli

- 1 Esslöffel Maisstärke 3 Esslöffel Trockener Sherry 1/4 Tasse Wasser
- 1/2 Tasse Austernsauce
- 1 Prise Crushed Red Pepper Flakes 1 Esslöffel Öl
- 1 Esslöffel Ingwerwurzel, gehackt
- 1 Knoblauchzehe - zerkleinert 1 Pfund Brokkoli - zerschnitten
- 1 grüner Pfeffer - julienned 2 Sellerie-Rippen - in Scheiben geschnitten
- 6 Frühlingszwiebeln - in Stücke schneiden
- 8 Unzen gekochtes Rindfleisch - in Scheiben geschnitten

a) Maisstärke in Sherry, Austernsauce, Wasser auflösen und rote Pfefferflocken hinzufügen. Im Wok oder in einer großen Pfanne Öl bei mittlerer Hitze erhitzen und Ingwer hinzufügen

b) und Knoblauch. Rühren-braten 1 min. Fügen Sie Brokkoli hinzu, braten Sie 3 Minuten. Fügen Sie grünen Pfeffer, Sellerie und Frühlingszwiebeln hinzu, braten Sie 3 Minuten.

c) Machen Sie einen Brunnen im Wok und fügen Sie Maisstärkemischung hinzu. Rühren, bis es eingedickt ist. Fleisch hinzufügen und vorsichtig umrühren.

d) Verwenden Sie Hühnerbrühe, wenn die Mischung zu dick ist. Mit gedämpftem Konjakreis oder Blumenkohlreis servieren.

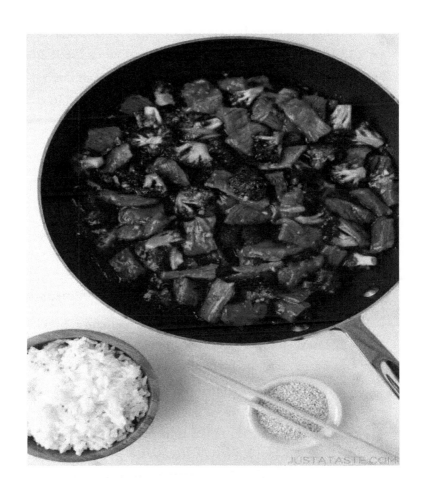

52. Rindfleisch Kwangton

- 1 1/2 Esslöffel Erdnussöl
- 1 Scheibe frische Ingwerwurzel
- 1/2 "dickes 1 Pfund Rindfleisch - in dünnen Streifen
- 4 Unzen Bambussprossen - in Scheiben geschnitten
- 4 Unzen Champignons - 3 Unzen Schneeerbsen in Scheiben geschnitten
- 1/2 Tasse Hühnerbrühe
- 2 Esslöffel Austernsauce
- 1/2 Teelöffel Sojasauce
- 1/4 Teelöffel Sesamöl
- 1/2 Teelöffel Maisstärke - gemischt mit 1/2 Teelöffel Wasser

Einen Wok oder eine Pfanne vorheizen und das Öl hinzufügen. Fügen Sie den Ingwer hinzu und rühren Sie um, um dem Öl Geschmack zu verleihen. Den Ingwer wegwerfen und die Biene hinzufügen
f Scheiben. Rühren braten für
ca. 2 Minuten. Fügen Sie die Bambussprossen, Pilze, Schneeerbsen und Hühnerbrühe hinzu. Abdecken und 2 Minuten kochen lassen. Austernsauce, Sojasauce, Sesamöl einrühren. Mit der Maisstärkemischung eindicken und sofort mit Konjakreis oder Blumenkohlreis servieren.

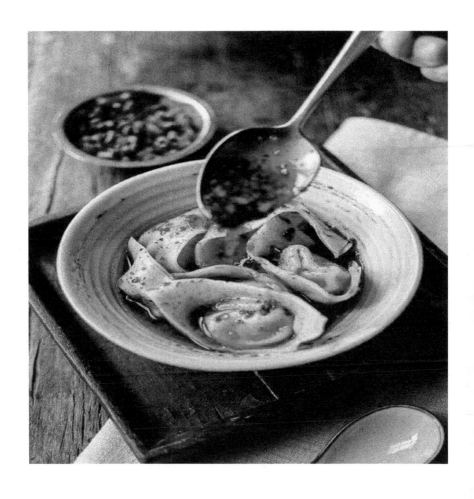

53. Kantonesische Fleischbällchen

- 20 oz. Ananasstücke In Sirup
- 5 Esslöffel Teriyaki-Sauce, geteilt
- 1 Esslöffel Essig
- Esslöffel Catsup
- 1 Pfund Rinderhackfleisch
- 2 Esslöffel Instant Minced Onion
- Esslöffel Maisstärke
- 1/4 Tasse Wasser

Ananas abtropfen lassen; Reservesirup. Kombinieren Sie Sirup, braun 3 Esslöffel Teriyaki-Sauce, Essig und Catsup; beiseite legen. Mischen Sie Rindfleisch mit den restlichen 2 Esslöffeln Teriyaki-Sauce und Zwiebeln; in 20 Frikadellen formen. Braune Fleischbällchen in großer Pfanne; überschüssiges Fett abtropfen lassen. Gießen Sie Sirupmischung über Fleischbällchen; 10 Minuten köcheln lassen, dabei gelegentlich umrühren. Maisstärke in Wasser auflösen; Mit Ananas in die Pfanne einrühren. Kochen und umrühren, bis die Sauce eindickt und die Ananas durchgeheizt ist.

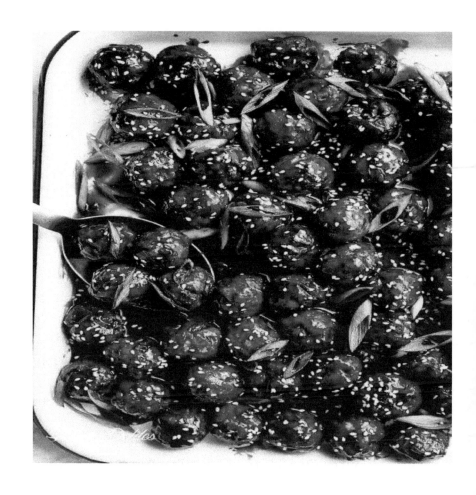

54. Hoisin Beef & Scallion Rolls

- 1 ganzes Flankensteak
- 1/2 Tasse Sojasauce
- 3 Knoblauchzehen
- 1/2 Tasse Ingwer - gehackt
- frischer Schuss schwarzer Pfeffer
- 1/2 Tasse Hoisinsauce
- 1 Bund Frühlingszwiebeln

a) Mischen Sie in einer flachen Schüssel Sojasauce, Öl, Knoblauch, Ingwer und etwas Pfeffer. Fügen Sie das Rindfleisch hinzu und marinieren Sie es über Nacht im Kühlschrank. Drehen Sie es einmal. Den Grill erhitzen. Pat das marinierte Fleisch trocken und braten das Steak, etwa 4 cm von der Hitze, bis selten, 5 bis 6 Minuten pro Seite.

b) Kühlen Sie vollständig ab und schneiden Sie dann sehr über die Neigung, über das Korn des Fleisches. Schneiden Sie die Scheiben, um ungefähr 2 x 4 Zoll Streifen zu bilden. Auf jeden Rindfleischstreifen eine dünne Schicht Hoisinsauce auftragen. Legen

c) ein kleines Bündel Frühlingszwiebel Julienne an einem Ende und sicher aufrollen. Mit der Naht nach unten auf Tabletts anordnen, fest mit Plastikfolie abdecken (sicherstellen, dass der Plastik in engem Kontakt mit dem Rindfleisch ist) und bis zum Servieren im Kühlschrank aufbewahren.

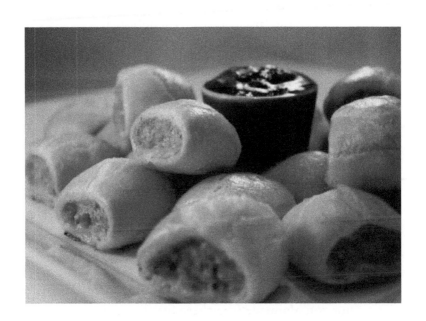

55. Teriyaki Rindfleisch

- 1 Pfund Rock Beef Steak
- 1 Tasse Teriyaki-Sauce
- 2 Esslöffel Sojasauce
- 1/2 Teelöffel gemahlener Ingwer
- 1 Teelöffel gemahlener schwarzer Pfeffer
- 1/2 Teelöffel frisch gehackter Knoblauch
- 2 Esslöffel Austernsauce
- 1 Esslöffel schwarze Bohnensauce
- 1/4 Tasse Sesamöl
- 1 Unze. Zwiebel (1/4 "Scheiben)
- 6 Unzen. Brokkoliröschen

a) Schneiden Sie Rocksteaks in 1 "Würfel und kombinieren Sie alle oben genannten Zutaten in der Rührschüssel. Gründlich mischen und mindestens eine halbe Stunde bei Raumtemperatur marinieren lassen. Bis zum Gebrauch im Kühlschrank aufbewahren.

b) Wenn Sie bereit sind zu kochen, trennen Sie Rindfleisch nur von Marinade (speichern Sie alles andere). In einem Wok etwa 1/4 "Olivenöl erhitzen. Rindfleisch hinzufügen und 3/4 fertig kochen.

c) Fügen Sie mariniertes Gemüse (Brokkoli und Zwiebel) hinzu. Kochen, bis das Rindfleisch fertig ist, dann ca. 1 Tasse (oder so viel wie gewünscht) Marinade zu Rindfleisch und Gemüse geben. Bei schwacher Flamme leicht kochen lassen.

d) Über Konjac-Reis mit Wonton-Nudeln am Rand des Tellers servieren

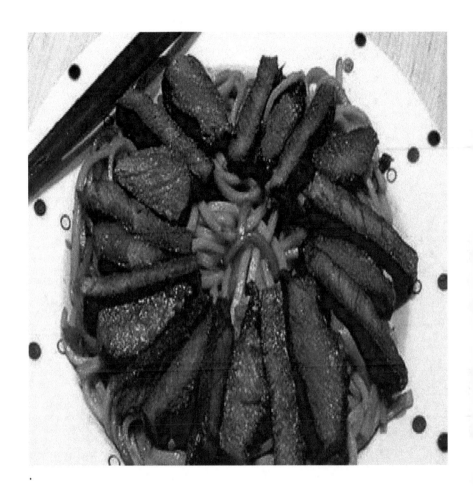

56. Geschenkverpacktes Rindfleisch

- ½ Pfund Flankensteak
- 1 Teelöffel Austernsauce
- ¼ Teelöffel Backpulver
- 6 große getrocknete Pilze
- 1 Bok Choy
- 2 Esslöffel Hoisinsauce
- 2 Esslöffel Wasser
- 1 Bund Koriander
- 2 Esslöffel Sesamöl
- 12 6-Zoll-Quadrate aus Aluminiumfolie

Ofen auf 350 ° F vorheizen.

Schneiden Sie das Rindfleisch in dünne Scheiben von 2 bis 3 Zoll Länge. Sie möchten ungefähr 3 Scheiben für jedes Paket haben. Fügen Sie die Austernsauce und Backpulver hinzu. Das Rindfleisch 30 Minuten marinieren.

Die getrockneten Pilze 20 Minuten lang oder bis sie weich sind in heißem Wasser einweichen. Drücken Sie vorsichtig, um Wasser zu entfernen, und schneiden Sie es in 48 dünne Scheiben oder 8 Scheiben pro Pilz. Waschen Sie den Bok Choy, lassen Sie ihn gründlich abtropfen und zerkleinern Sie ihn. Sie möchten 3-4 Teile für jedes Paket haben. Hoisinsauce, Wasser mischen und beiseite stellen.

Um das Rindfleisch einzuwickeln, legen Sie ein Quadrat aus Folie so aus, dass es eine Diamantform bildet. Fügen Sie 3 der Rindfleischscheiben, 2–3 Scheiben Pilze, ein paar Fetzen Bok Choy und ein paar Zweige Koriander in der Mitte hinzu, und achten Sie darauf, dass die Füllung in der Mitte und nicht in der Nähe der Ränder bleibt.

Mischen Sie ¼ Teelöffel Sesamöl und ½ Teelöffel der Hoisin-Wasser-Mischung ein.

Bringen Sie die untere Ecke über das Rindfleisch. Rollen Sie diese Ecke einmal. Falten Sie die rechte Ecke zur Mitte und dann die linke Ecke, so dass eine die andere überlappt. Stecken Sie das Dreieck oben in die Klappe. Legen Sie die eingewickelten Päckchen auf ein Backblech und backen Sie sie 15 Minuten lang bei 350 ° F. Vor dem Servieren abkühlen lassen. Auf einer Platte ungeöffnet servieren.

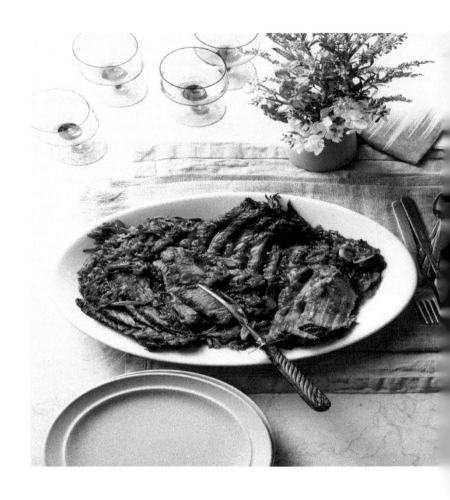

57. Reisbrei mit Rindfleisch

- ½ Pfund Rindfleisch
- 2 Teelöffel Austernsauce
- 1 Tasse langkörniger Konjac-Reis oder Blumenkohlreis
- 6 Tassen Wasser
- 2 Tassen Hühnerbrühe
- 2 Frühlingszwiebeln
- 2 Esslöffel Öl zum Braten
- 2 Scheiben Ingwer, gehackt
- 1 Knoblauchzehe, gehackt
- 2 Esslöffel dunkle Sojasauce
- 1 Esslöffel chinesischer Reiswein oder trockener Sherry
- ½ Teelöffel Sesamöl
- Salz und Pfeffer nach Geschmack

a) Das Rindfleisch in dünne Scheiben schneiden. Mit der Austernsauce 30 Minuten marinieren.

b) Konjakreis oder Blumenkohlreis, Wasser und Hühnerbrühe zum Kochen bringen. Bedeckt 30 Minuten köcheln lassen.

c) Schneiden Sie die Frühlingszwiebeln in 1-Zoll-Stücke auf der Diagonale.

d) Öl in einen vorgeheizten Wok oder eine Pfanne geben. Wenn das Öl heiß ist, fügen Sie den Ingwer und den Knoblauch hinzu. Kurz anbraten, bis es aromatisch ist. Fügen Sie das Rindfleisch hinzu und braten Sie es an, bis es seine Farbe ändert und fast durchgekocht ist. Papierhandtücher entfernen und abtropfen lassen.

e) Fügen Sie den Ingwer, den Knoblauch und das Rindfleisch dem Reisbrei hinzu. Dunkle Sojasauce und Konjac-Reiswein einrühren.

f) Weitere 30 Minuten köcheln lassen oder bis der Reisbrei eine cremige Konsistenz hat. Frühlingszwiebeln einrühren. Mit dem Sesamöl beträufeln. Nach Belieben Salz hinzufügen.

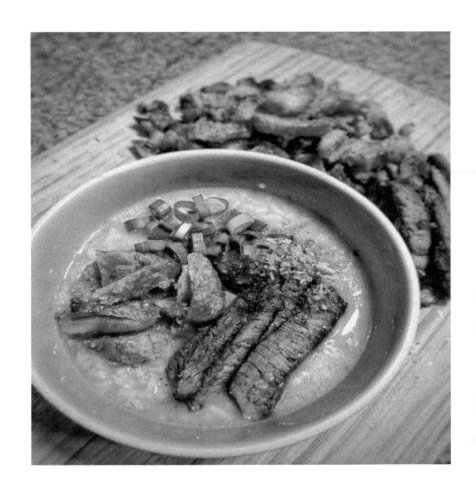

58. Keto asiatische Fleischbällchen

Zutaten:

- Hackfleisch
- Sesamöl
- 1 Ei
- Frühlingszwiebeln
- Essig
- Spinat
- Basilikum
- frischer Ingwer
- Knoblauch
- Tamari-Sauce oder Kokos-Aminos
- Avocadoöl

a) Ein weiteres Keto-Fleischbällchen-Rezept, diesmal jedoch mit Rindfleisch.
b) Diese asiatischen Fleischbällchen haben nicht zu wenig Geschmack, besonders nachdem Sie sie in die leckere Sauce getaucht haben!

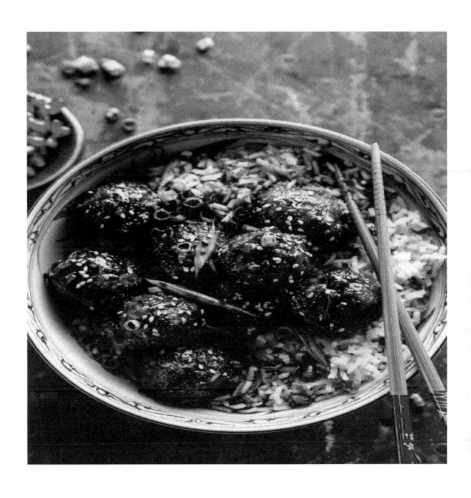

59. Mu Shu Rindfleisch

- ½ Pfund Rindfleisch
- ½ Tasse Wasser
- 1 Esslöffel dunkle Sojasauce
- 1 Esslöffel plus
- 1 Teelöffel Hoisinsauce
- 1 Teelöffel Austernsauce
- ¼ Teelöffel Sesamöl
- 2 Eier, leicht geschlagen
- ¼ Teelöffel Salz
- 3-4 Esslöffel Öl zum Braten
- 1 Scheibe Ingwer, gehackt
- ½ Tasse Mungobohnensprossen, gespült und abgetropft

a) Das Rindfleisch in dünne Scheiben schneiden. Auf Wunsch marinieren.

b) Wasser, dunkle Sojasauce, Hoisinsauce, Austernsauce und Sesamöl mischen und beiseite stellen.

c) Mischen Sie die Eier mit ¼ Teelöffel Salz. 1 Esslöffel Öl in einen vorgeheizten Wok oder eine Pfanne geben. Wenn das Öl heiß ist, die Eier rühren und aus dem Wok nehmen.

d) Fügen Sie 2 weitere Esslöffel Öl hinzu. Wenn das Öl heiß ist, fügen Sie das Rindfleisch hinzu und braten Sie es an, bis es seine Farbe ändert und fast durchgekocht ist. Aus dem Wok nehmen und beiseite stellen.

e) Fügen Sie bei Bedarf mehr Öl hinzu. Fügen Sie den Ingwer hinzu und braten Sie ihn kurz an, bis er aromatisch ist. Fügen Sie die Sojasprossen hinzu. Die Sauce hinzufügen und zum Kochen bringen. Fügen Sie

das Rindfleisch und das Rührei hinzu. Alles vermischen
und heiß servieren.

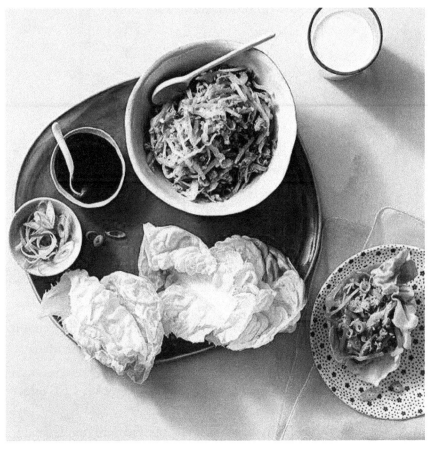

60. Keto Orange Beef

- 1/2 Lb. Top rundes Steak 2 EL Sherry
- Tb Maisstärke
- Eiweiß
- 6 EL Erdnussöl
  SOSSE:
- 1 1/2 Tassen Rinderbrühe 2 EL leichte Sojasauce
- 1 1/2 Tb Maisstärke
- 1 Ts Rotweinessig
- 5 Getrocknete rote Chilischoten, in Stücke gebrochen
- 8 Dünne Scheiben Orangenschale (nur Orangenteil) oder mehr
- Frisch gemahlener schwarzer Pfeffer nach Geschmack

a) Sherry, Maisstärke und Eiweiß verquirlen, bis die Mischung schaumig ist. Fügen Sie das Rindfleisch hinzu und werfen Sie, um die Stücke gut zu beschichten. Beiseite legen.

b) Schneiden Sie Fleisch in 2x2-Zoll-Stücke. 4 EL erhitzen. Erdnussöl im Wok.

c) Schnell braten, bis es knusprig und gebräunt ist, zum Abtropfen in den Wok-Rost legen. Fügen Sie die restlichen 2 EL hinzu. Erdnussöl zum Wok. Fügen Sie Orangenschale und rote Paprika zu heißem Öl im Wok hinzu. Rühren braten, bis die Orangenschale dunkler wird und das Aroma von Öl angenehm wird. Fügen Sie die restlichen Zutaten hinzu und rühren Sie sie sprudelnd um (fügen Sie mehr Rinderbrühe hinzu, wenn sie zu dick sind). Fügen Sie gebratenes Rindfleisch hinzu und werfen

Sie, um mit Soße zu beschichten. Sofort mit gedämpftem
weißem Konjakreis oder Blumenkohlreis servieren

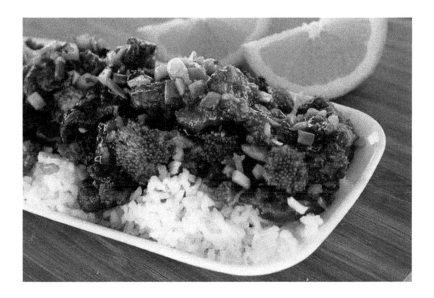

FAZIT

Während es schwierig ist, chinesischen Lebensmitteln feste Kohlenhydratzahlen zu geben, da ihre Zubereitungen zwischen den Restaurants variieren, ist es am besten, diese Gerichte zu Hause zuzubereiten, um mehr Kontrolle über die verwendeten Zutaten und die endgültige Kohlenhydratzahl zu erhalten.

Beim Navigieren in einem Menü in einem chinesischen Restaurant ist zu beachten, dass viele Saucen in einem chinesischen Restaurant Zucker enthalten. Sie können nach gedämpften Versionen einiger Gerichte fragen und dann Sojasauce hinzufügen, die den Richtlinien einer gut formulierten ketogenen Diät entspricht. Besonders der gedämpfte asiatische Brokkoli oder Senf ist eine gute Wahl. Für Eiweiß sind Schweinebraten, Entenbraten und Schweinebauch mit knuspriger Haut eine gute Wahl. Für Fett können Sie eine kleine Flasche Olivenöl von zu Hause mitbringen und Ihrem Gemüse einen oder zwei Esslöffel hinzufügen.

Lightning Source UK Ltd.
Milton Keynes UK
UKHW020743030621
384855UK00001B/239